Bioma intestinale

Il microbioma intestinale: la nuova frontiera della medicina

Sesto volume della collana

Prevenzione o cura? Guida alla medicina funzionale

Collana di Medicina Funzionale diretta dal Dr. Giuseppe Rotolo

A tutti i Ricercatori che con Generosità e abnegazione accrescono le Conoscenze nel silenzio per donare un futuro migliore a tutti noi

Indice

Giuseppe Rotolo   Medicina Funzionale

Giuseppe Rotolo   Medicina Funzionale

Disclaimer

Questa collana e questo libro in particolare offrono informazioni e aggiornamenti in medicina. Il libro non deve essere utilizzato come sostituto di una consulenza clinica competente, di una diagnosi o di un trattamento.

Per dare ai lettori un'idea della complessità e nello stesso tempo fornire ai medici (ed altri professionisti) uno strumento sinottico vi segnalo il sito Biochemical Pathways:

www.tinyurl.com/mr4xzr5v

Usa il codice QR o il link breve per accedere all'articolo.

Visione d'insieme dei percorsi biochimici presenti nel nostro corpo coinvolti direttamente o indirettamente nel metabolismo umano.

Considerando la complessità dei processi biochimici che avvengono nel nostro organismo, è importante consultare sempre il proprio medico di base.

Questo libro vuole essere una fonte di preziose informazioni internazionali per il lettore, tuttavia non è inteso, in alcun modo, come un sostituto alla diretta assistenza di esperti e non deve essere interpretato come una raccomandazione per una terapia specifica, un piano terapeutico o un'altra azione terapeutica. L'uso di queste informazioni non sostituisce le consulenze e il consiglio di medici specialisti, diagnosi o trattamenti con terapeuti qualificati e competenti.

Le informazioni potrebbero cambiare rapidamente e pertanto, alcune di esse potrebbero non essere aggiornate. Anche il sito di riferimento utilizzato per l'aggiornamento non può essere in alcun modo inteso come sostituto dell'operato di un medico o di qualsiasi altro professionista della salute indispensabile per mettere in opera le nuove scoperte scientifiche.

Credo che questa collana di libri, risultato di tanti professionisti americani, inglesi e italiani, sia un preziosissima occasione per medici, professionisti ma anche uno strumento da integrare in un complesso processo diagnostico che non può essere svolto senza il contributo dei medici.

Gli autori e i distributori di questo libro e di questa collana non sono responsabili di eventuali errori o sviste contenuti in questo libro o nel sito di aggiornamento. Qualsiasi utilizzo delle informazioni fornite nel libro e nel sito, non giustifica l'automedicazione.

Gli articoli contenuti in questo libro non costituiscono una proposta di offerta o di vendita per l'acquisto di qualsiasi sostanza o alimento.

Conflitti di Interesse

Dichiaro, nel momento in cui scrivo, l'indipendenza economica dalle compagnie farmaceutiche e dai laboratori di analisi cliniche. Questo libro è scritto con rigore scientifico e libertà consapevole, libera da legami o contratti con produttori di apparecchiature mediche per laboratori di analisi. È importante sottolineare che non ci sono conflitti di interesse che limitano la mia capacità di giudizio scientifico.

Nell'ambito della medicina funzionale, in cui l'attenzione è incentrata sull'ottimizzazione della salute attraverso la nutrizione, le vitamine e gli integratori, è importante mantenere trasparenza e indipendenza.

Voglio sottolineare che non ho alcun contratto con aziende farmaceutiche coinvolte nella produzione delle vitamine e degli integratori discussi in questa collana di libri. Inoltre, non ho affiliazioni o contratti con produttori di attrezzature per le analisi di laboratorio.

Gli aggiornamenti in medicina e in Medicina Funzionale

La medicina, da due decenni sta avendo uno sviluppo entusiasmante e tumultuoso. La genetica, l'epigenetica, la genomica computazionale, il sequenziamento shotgun, l'intelligenza artificiale, l'editing genomico con o senza il CRISPR Cas9 (premio Nobel 2020) e il bioma intestinale hanno aperto orizzonti vastissimi.

Articoli scientifici di alta qualità vengono prodotti giornalmente. L'intelligenza artificiale accorcia i tempi e diminuisce i costi di produzione di articoli scientifici di alta qualità, non sostituisce assolutamente l'operato dei ricercatori ma li assiste negli aspetti meccanici e routinari che appesantiscono e rallentano la ricerca.

Nella produzione di questa collana internazionale non potevamo che avere un approccio visivo uditivo e interattivo. I nostri libri rimandano a migliaia di articoli recenti, suggeriamo video che illustrano la complessa meccanica biochimica della cellula e suggeriamo un nostro sito per l'aggiornamento mensile degli articoli scientifici pubblicati.

Parte delle informazioni fornite dai libri diventano rapidamente obsolete, per tale motivo abbiamo attivato una pagina web dove mensilmente aggiungiamo i nuovi articoli forniti dalla rete di professionisti mondiali. Basta collegarsi ai link suggeriti per avere gli aggiornamenti gratuiti da noi studiati.

I nostri colleghi di New York, dalla Florida e dal Regno Unito hanno dato e continueranno a dare un contributo significativo per la creazione di questa collana di medicina funzionale.

Non mi rimane che augurarvi buona lettura anzi buona avventura. Pensate alle speranze che si aprono grazie a queste nuove ricerche!

Link per accedere agli aggiornamenti mensili

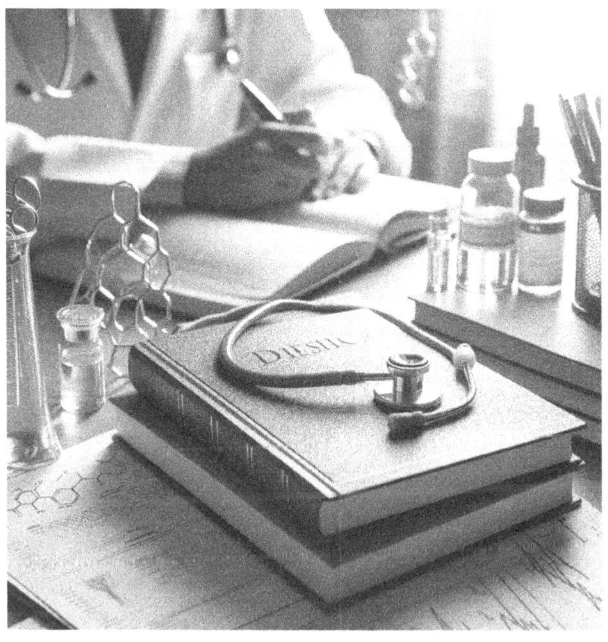

Usa uno dei link in basso o il codice QR a sinistra per visualizzare gli aggiornamenti.

www.bit.ly/a-gg

www.tinyurl.com/adhdautismo

Prefazione

Ti può servire questo libro?

Questo libro è indirizzato a coloro che vogliono prendersi cura della propria salute e prevenire le patologie. Lo stesso libro può essere utile ai colleghi medici che desiderano uno strumento di rapida consultazione per approfondire un argomento così complesso come il colesterolo e le sue implicazioni cliniche. In questo libro sono riportati innumerevoli articoli scientifici utili per iniziare un approfondimento che va completato con altri strumenti che esulano dallo scopo di questo libro.

Come usarlo

Il libro che hai tra le mani è il quinto di una collana di libri che possono essere letti o semplicemente consultati. Presto usciranno altri volumi che offriranno una panoramica della medicina preventiva e funzionale tipica della medicina moderna.

Questo libro, quinto della nuova collana, si rivolge a medici ma anche a persone comuni che vogliono prendersi cura di sé prima che insorgano le malattie. Alcune parti di questi libri sono divulgative altre sono utili all'approfondimento. I medici e gli altri professionisti troveranno in questa collana uno strumento aggiornato per una rapida consultazione.

Il codice QR presente vicino ad alcuni articoli permetterà un rapido accesso alle informazioni scientifiche semplicemente inquadrando il codice con il cellulare o con il tablet.

Introduzione

In questo sesto volume ci immergiamo nella scoperta del microbiota intestinale, la straordinaria comunità microbica che popola il nostro apparato digerente.

Grazie all'analisi delle più recenti ricerche scientifiche, cercheremo di approfondire il funzionamento di questo complesso ecosistema microbico e il suo ruolo cruciale per il mantenimento della nostra salute.

Dedicheremo particolare attenzione alla sua funzione di vera e propria "barriera anatomo-microbiologica", essenziale per proteggere l'intero organismo.

Inoltre, vedremo come le alterazioni del microbiota possano essere coinvolte in patologie come le malattie infiammatorie croniche intestinali, le malattie cardiovascolari e i disturbi psichiatrici.

Esamineremo anche le intricate interazioni tra microbiota, sistema immunitario e stati infiammatori.

Attraverso l'analisi delle ricerche più aggiornate, ci proponiamo di offrire una panoramica completa sul ruolo di questo "secondo cervello" per la nostra salute.

Sono certo che anche questo volume saprà stimolare la curiosità e aumentare la consapevolezza sugli importanti contributi forniti dal nostro prezioso microbiota.

Volumi di questa collana di libri di medicina funzionale

Oltre agli argomenti specifici di ogni libro, la collana Prevenzione o cura? Guida alla medicina funzionale si distingue per la sua accessibilità. Medici e professionisti sanitari troveranno informazioni scientifiche aggiornate e riferimenti utili per l'approfondimento, ma i libri sono scritti in un linguaggio comprensibile anche per i non addetti ai lavori. Questo li rende una risorsa preziosa per chiunque sia interessato a migliorare la propria salute e prevenire le malattie.

La collana di libri di medicina funzionale che hai tra le mani non è solo un manuale di istruzioni per la salute, ma una guida alla comprensione del funzionamento del corpo umano, una chiave per comprendere come le nostre scelte di vita possono influire direttamente sulla nostra salute. Ogni volume rappresenta un'occasione nel viaggio verso un benessere globale.

Puoi trovare la collana su Amazon rivolgiti al seguente indirizzo: www.tinyurl.com/efpbh6jp

Volume primo

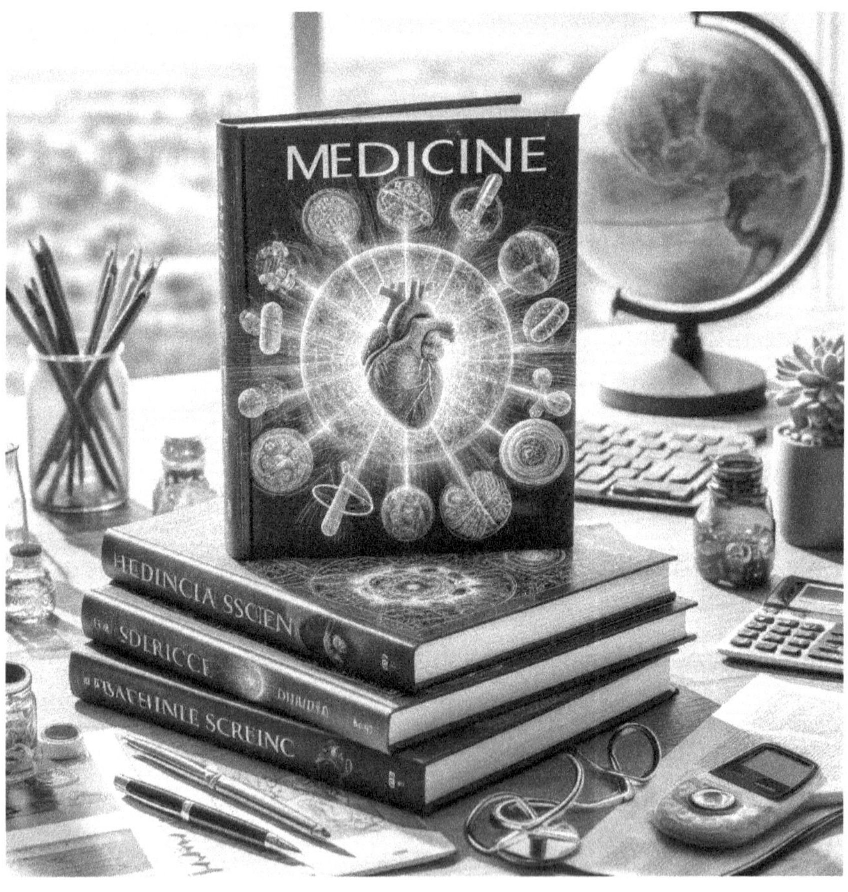

Giuseppe Rotolo   Medicina Funzionale

Il primo volume della collana di libri di medicina funzionale è dedicato alla vitamina D. Questo libro offre un'introduzione a questa vitamina essenziale (alcuni autori preferiscono definirlo un ormone), analizzandone il ruolo fondamentale nel corpo umano.

Inizialmente, il libro illustra come la vitamina D contribuisce alla salute delle ossa, supportando l'assorbimento di calcio e fosforo nell'organismo. Più avanti, il libro spiega come la carenza di vitamina D possa influenzare negativamente diversi aspetti della nostra salute, tra cui il sistema immunitario, la funzione cardiovascolare e persino il nostro umore.

Un particolare focus è dato all'importanza della vitamina D nell'ambito della medicina funzionale. Il volume non si limita a descrivere le funzioni e le potenziali implicazioni sanitarie di questa vitamina, ma fornisce anche suggerimenti pratici su come mantenere livelli ottimali di vitamina D attraverso l'esposizione al sole, l'alimentazione e l'integrazione alimentare.

Infine, il libro presenta una serie di ricerche scientifiche aggiornate per sostenere le affermazioni fatte, rendendolo una risorsa affidabile per i medici e i professionisti sanitari, ma anche per le persone comuni interessate a migliorare la propria salute e prevenire le malattie.

Secondo volume

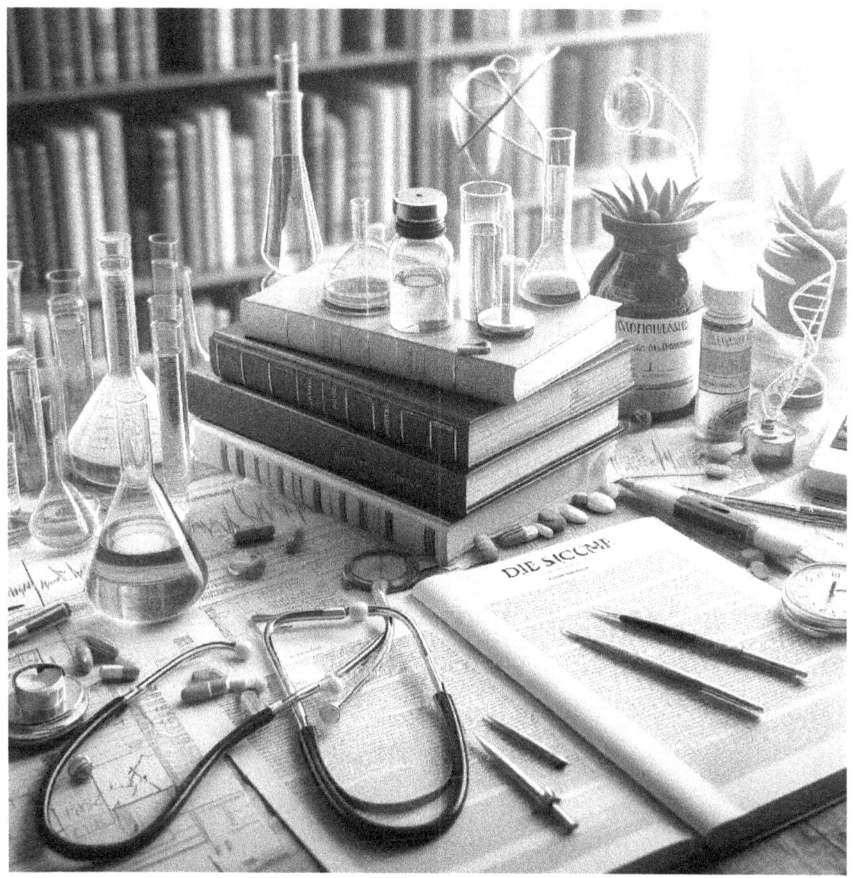

Il secondo volume della collana di libri di medicina funzionale si concentra su due problemi di salute molto diffusi: la depressione e l'ansia. Questo libro, come il primo, mira a informare sia i professionisti del settore sanitario che i

Giuseppe Rotolo   Medicina Funzionale

profani, fornendo informazioni dettagliate e basate sulla ricerca scientifica più recente.

Nella prima parte del libro, la depressione e l'ansia vengono analizzate dal punto di vista della medicina funzionale. Si esplorano le cause di tali disturbi, mettendo in luce come fattori come l'alimentazione, lo stile di vita e l'equilibrio dei neurotrasmettitori possano influire sullo sviluppo di queste condizioni.

Un capitolo chiave del libro si concentra sul ruolo del sistema intestinale, o "secondo cervello", nella gestione della depressione e dell'ansia. Viene enfatizzata l'importanza della salute intestinale per il benessere mentale, introducendo concetti come l'asse cervello-intestino e il ruolo dei microbi intestinali.

Nella seconda parte del libro, vengono proposte strategie per affrontare e prevenire la depressione e l'ansia. Si parla di terapie non farmacologiche, come la meditazione e l'esercizio fisico, e di approcci nutrizionali specifici.

Come nel primo volume, le affermazioni e le raccomandazioni presentate nel libro si basano su ricerche scientifiche aggiornate, fornendo ai lettori un'informazione attendibile e facilmente comprensibile.

Volume terzo

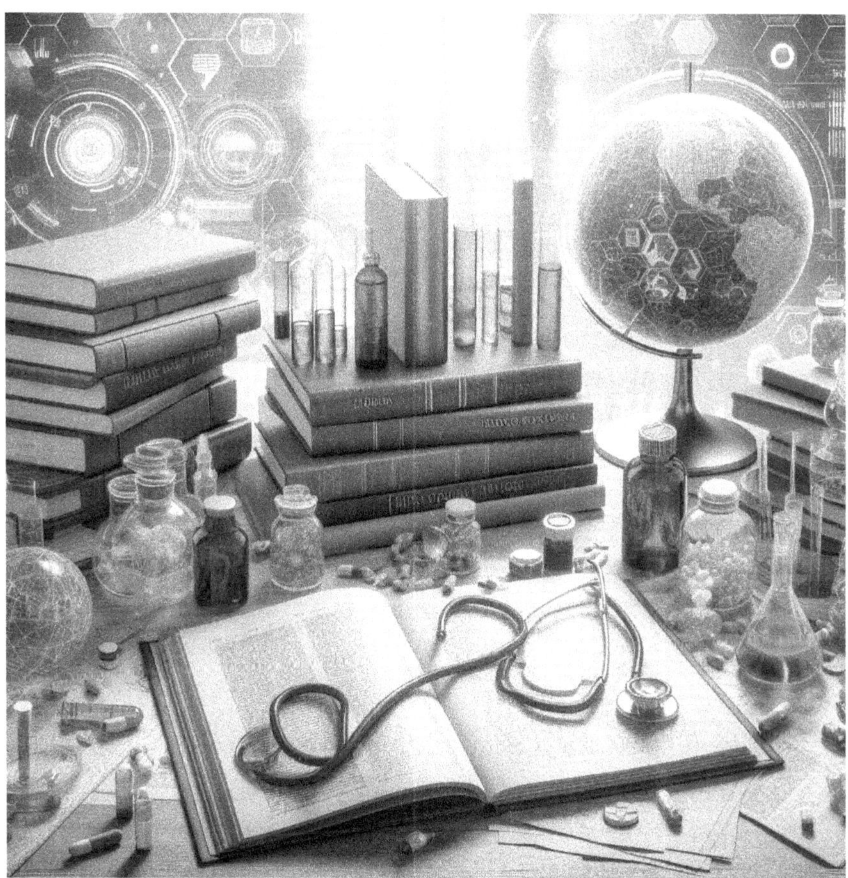

Il libro si concentra sulle gastroenteriti e su come la medicina funzionale possa essere utilizzata per prevenire e curare queste patologie. Vengono discussi diversi argomenti, tra cui la sindrome dell'intestino irritabile, la dieta a basso contenuto di FODMAP, il disturbo funzionale, il microbiota intestinale, la gastroenterite, il glutatione, l'infiammazione, la digestione, l'ulcera peptica, la gastrite, la malattia da reflusso gastroesofageo (GERD), la colite ulcerosa e il role della nutrizione nella prevenzione e cura delle patologie gastrointestinali.

Il libro include anche una prefazione, un'introduzione, un indice e degli articoli scientifici. Vengono citati numerosi studi e ricerche scientifiche per supportare le affermazioni fatte nel libro.

Il volume fornisce una panoramica delle conoscenze attuali sulla medicina funzionale e sulle gastroenteriti, offrendo informazioni utili non solo per medici e professionisti della salute interessati a questo campo, ma anche per i non professionisti che desiderano approfittare delle conoscenze in medicina preventiva per mantenere una buona salute.

1. Il libro è strutturato in modo da essere facile da leggere e comprendere, anche per i lettori che non hanno una grande conoscenza medica.

2. Ogni capitolo si concentra su un aspetto differente delle gastroenteriti, come la loro definizione, le cause, i sintomi, la diagnosi, il trattamento e la prevenzione.

3. Il libro include molte illustrazioni, come diagrammi e immagini, per aiutare i lettori a comprendere meglio i concetti presenti.

4. Vengono presentati diversi tipi di gastroenteriti, tra cui la gastroenterite acuta, la gastroenterite cronica, la sindrome dell'intestino irritabile, la colite ulcerosa e la gastrite.

5. Il libro si concentra anche sulle possibili cause delle gastroenteriti, come l'infiammazione, l'intolleranza al glutine, l'intolleranza al lattosio, la flora batterica intestinale e i problemi di stomaco.

Volume quarto

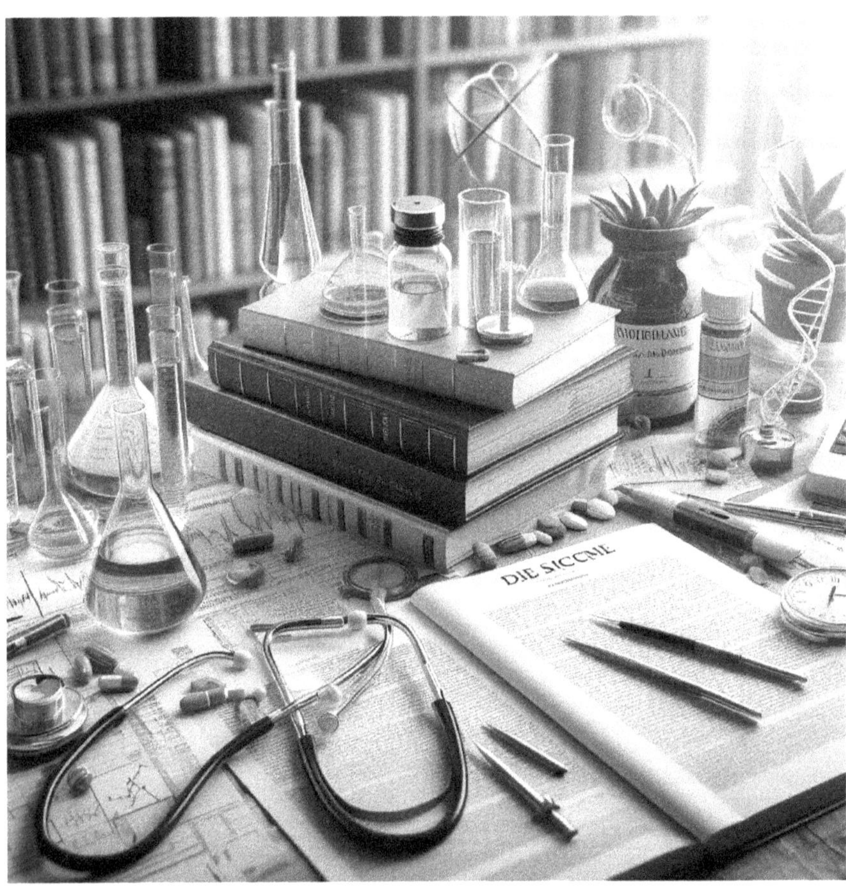

Il quarto volume si concentra sul rapporto tra colesterolo e salute e su come la medicina funzionale possa aiutare a ridurre i livelli di colesterolo in modo naturale. L'autore,

Prevenzione o cura? Guida alla medicina funzionale

Giuseppe Rotolo, è un medico ed esperto di medicina funzionale, che ha scritto diversi libri sull'argomento.

Il libro inizia spiegando il ruolo del colesterolo nell'organismo e come diventa un problema quando i livelli diventano troppo alti. L'autore esamina i vari fattori che contribuiscono al colesterolo alto, come la genetica, la dieta e lo stile di vita. Spiega inoltre come il colesterolo alto possa portare a vari problemi di salute, tra cui malattie cardiache, ictus e diabete.

La seconda parte del libro si concentra sull'approccio della medicina funzionale alla riduzione dei livelli di colesterolo. L'autore illustra l'importanza di identificare le cause alla base del colesterolo alto, come l'infiammazione, lo stress ossidativo e la salute dell'intestino. Fornisce inoltre consigli pratici su come abbassare i livelli di colesterolo attraverso la dieta, gli integratori e i cambiamenti nello stile di vita.

Il libro include una serie di articoli scientifici di pazienti che hanno abbassato con successo i loro livelli di colesterolo utilizzando l'approccio della medicina funzionale. L'autore fornisce anche una guida alla comprensione dei risultati delle analisi del sangue e all'interpretazione dei livelli di colesterolo.

Nel complesso, il libro fornisce un approccio olistico alla gestione dei livelli di colesterolo, sottolineando l'importanza di affrontare le cause alla radice del colesterolo alto e di utilizzare metodi naturali per abbassarne i livelli. L'esperienza dell'autore nella medicina funzionale e i suoi consigli pratici rendono il libro una risorsa preziosa per chiunque voglia migliorare la propria salute cardiaca.

- Il libro è diviso in due parti principali: la prima parte tratta della comprensione del colesterolo e dei suoi effetti negativi sulla salute, mentre la seconda parte fornisce consigli pratici per abbassare i livelli di colesterolo in modo naturale.

- L'autore introduce il concetto di "medicina funzionale", che si concentra sull'identificazione e correzione delle cause profonde delle malattie, piuttosto che sui sintomi.

- Il libro fornisce il nome di alcuni alimenti e sostanze che possono aiutare ad abbassare i livelli di colesterolo, come ad esempio i fruttirossi, le verdure, le noci e i semi, il pesce grasso e l'olio d'oliva.

- Inoltre, l'autore fornisce consigli su come modificare il proprio stile di vita per abbassare i livelli di colesterolo, come ad esempio esercitarsi regolarmente, perdere peso, ridurre lo stress e migliorare la qualità del sonno.

Volume quinto

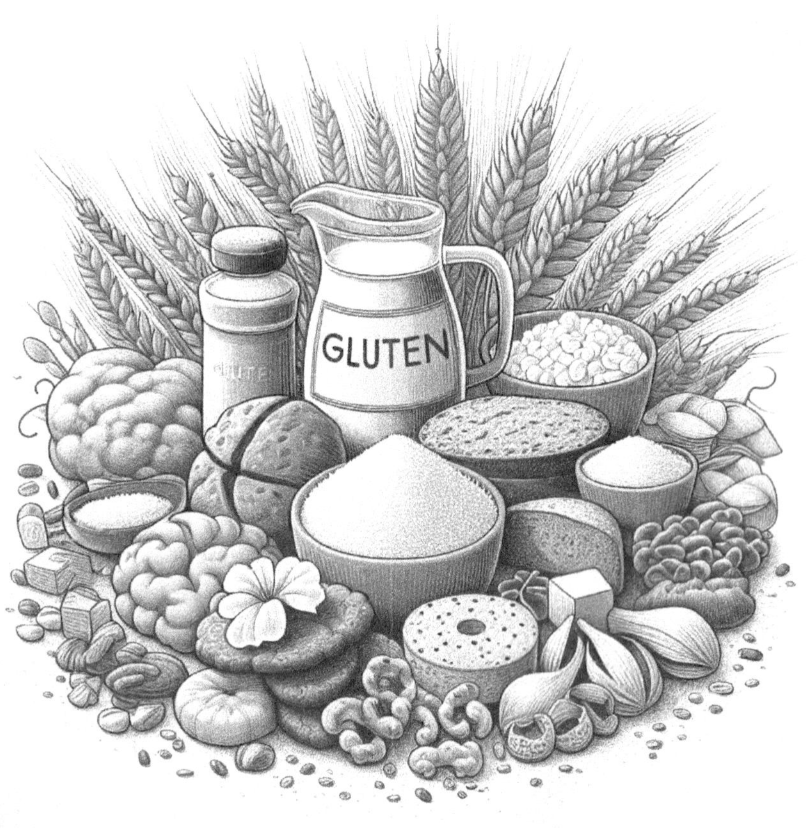

In questo quinto volume, il dottor Giuseppe Rotolo approfondisce un tema di grandissima importanza e attualità: la sensibilità al glutine non celiaca.

Prevenzione o cura? Guida alla medicina funzionale

Sempre più persone riportano infatti disturbi e sintomi in seguito all'assunzione di glutine, pur non avendo una celiachia accertata.

Dopo una panoramica sui concetti base di medicina funzionale, il libro introduce il lettore alle proteine del glutine, alla loro struttura e ai cereali che le contengono.

Particolare attenzione è dedicata alle cause e ai molteplici sintomi della sensibilità al glutine non celiaca, una condizione complessa che coinvolge spesso anche l'apparato digerente.

Vengono quindi approfonditi gli aspetti diagnostici, dall'anamnesi ai test di laboratorio, per poter differenziare questa condizione da altre patologie.

Non mancano riferimenti alla gestione e ai benefici di una dieta priva di glutine.

Come nei volumi precedenti, anche in questo libro le affermazioni si basano su ricerche scientifiche aggiornate, rendendolo una risorsa preziosa per medici e pazienti.

Introduzione al sesto volume

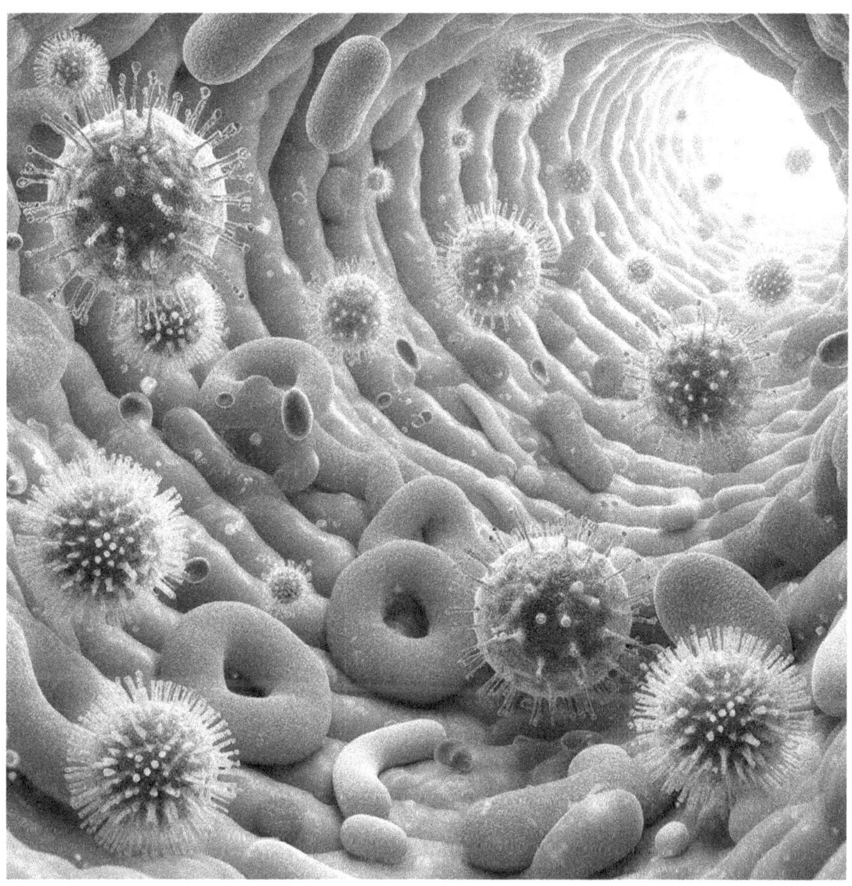

In questo volume abbiamo esplorato il tema del microbiota intestinale e del suo ruolo chiave per il mantenimento della nostra salute.

Attraverso un'attenta analisi delle più recenti ricerche scientifiche, abbiamo cercato di comprendere il funzionamento di questo intricato ecosistema microbico che popola il nostro apparato digerente.

Abbiamo approfondito le funzioni metaboliche, immunitarie e protettive svolte da questa straordinaria comunità di microrganismi che vive in simbiosi con noi.

Particolare attenzione è stata dedicata al ruolo del microbiota come vera e propria "barriera anatomo-microbiologica", essenziale per la protezione e l'omeostasi dell'intero organismo.

Abbiamo inoltre analizzato le implicazioni del microbiota in patologie come le malattie infiammatorie croniche intestinali, le malattie cardiovascolari e disturbi psichiatrici.

Uno sforzo particolare è stato dedicato alla comprensione delle interazioni tra microbiota, sistema immunitario e stati infiammatori.

Con questo libro ci auguriamo di aver fornito una panoramica sulle importanti ricadute che i microrganismi dell'intestino esercitano sulla nostra salute.

Grazie al contributo di ricercatori internazionali, abbiamo potuto offrire un quadro aggiornato di questa affascinante frontiera della medicina.

Prevenzione o cura? Guida alla medicina funzionale

Siamo certi che questo volume saprà incuriosire e informare, promuovendo una maggiore consapevolezza sull'impatto del microbiota umano.

Microbiota

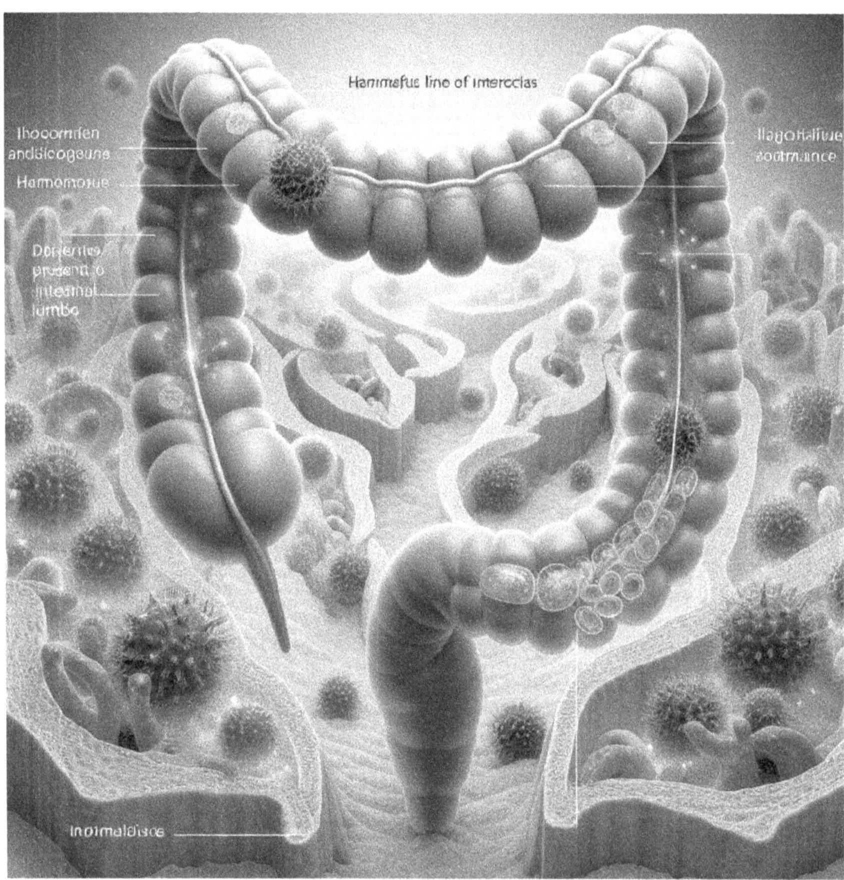

Il microbiota intestinale riveste un ruolo cruciale per il mantenimento della nostra salute. Composto da miliardi di microrganismi che popolano il nostro tratto gastrointestinale, esso svolge funzioni metaboliche, immunitarie e protettive essenziali.

Perturbazioni nella composizione e nell'equilibrio del microbiota, note come "disbiosi", sono state collegate allo sviluppo di molte patologie, incluse le malattie infiammatorie croniche intestinali (MICI).

In questo capitolo approfondiremo il ruolo svolto dal microbiota nella salute umana e come le sue alterazioni possano contribuire alla genesi e alla progressione delle malattie infiammatorie croniche intestinali (MICI), come il morbo di Crohn e la colite ulcerosa.

Vedremo quali meccanismi, metabolici e immunitari, sono coinvolti in questa associazione e come i recenti studi di metagenomica stiano contribuendo a far luce sui complessi rapporti tra microbiota e infiammazione intestinale.

Comprendere appieno il ruolo svolto dalla flora batterica rappresenta un passo cruciale per lo sviluppo di nuove strategie terapeutiche volte a riequilibrare la disbiosi, auspicabilmente alleviando i sintomi delle malattie infiammatorie croniche intestinali (MICI).

- Il microbiota svolge un'importante azione di barriera contro agenti patogeni, producendo metaboliti antibatterici e modulando il sistema immunitario.

- Una disbiosi porta a un'eccessiva risposta infiammatoria contro microbi non patogeni, predisponendo allo sviluppo di malattie.

- Nel morbo di Crohn e colite ulcerosa sono state osservate alterazioni qualitative e quantitative del microbiota, con aumento di Firmicutes e riduzione di Bacteroidetes.

- Alcuni batteri come Faecalibacterium prausnitzii hanno proprietà probiotiche e sono ridotti nelle malattie infiammatorie croniche intestinali (MICI).

- Il ruolo del microbiota è bidirezionale: l'infiammazione altera il microbiota che a sua volta influenza l'infiammazione.

- Fattori genetici, ambientali e di stile di vita influenzano il microbiota predisponendo alle MICI.

- La terapia antibiotica aumenta il rischio di MICI, mentre il trapianto fecale può indurre remissione.

- Nutrienti come fibre, glucidi a catena corta e grassi insaturi favoriscono batteri protettivi, riducendo l'infiammazione.

Comprendere appieno l'interazione microbiota - infiammazione - nutrizione è essenziale per strategie preventive e terapeutiche.

Barriera anatomo-microbiologica

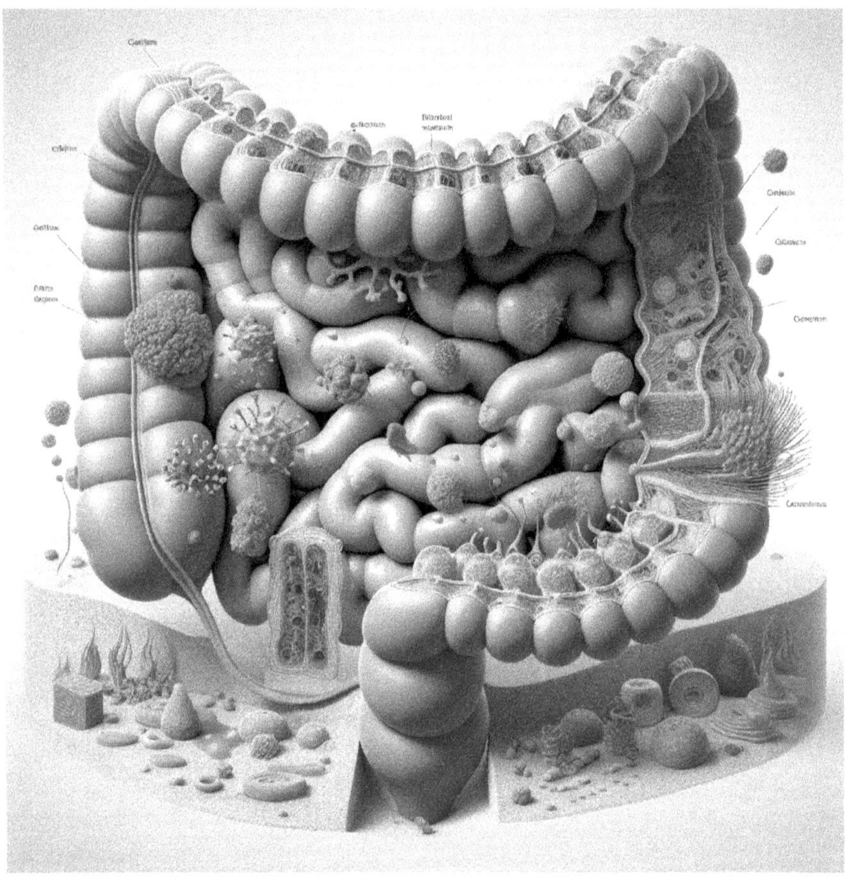

- La mucosa intestinale è ricoperta da uno strato di muco secreto dalle cellule caliciformi, che ospita e nutre il microbiota.

- Il microbiota intestinale conta circa 100 trilioni di batteri appartenenti a circa 1000 specie diverse, la cui composizione è in continuo adattamento.

- Esercita funzioni metaboliche essenziali come il metabolismo degli zuccheri, la sintesi di vitamine del gruppo B e K.

- Compete con gli agenti patogeni per impedirne la colonizzazione, producendo metaboliti antimicrobici.

- Stimola e modula positivamente il sistema immunitario attraverso la produzione di citochine e il reclutamento di linfociti nella lamina propria.

- Concorre a mantenere l'integrità della barriera epiteliale stimolando la proliferazione e la differenziazione delle cellule caliciformi.

Pertanto il microbiota va considerato non solo come una componente dell'intestino, ma come una vera e propria "barriera mucosale" essenziale per la salute dell'intero organismo.

L'affermazione che "tutte le superfici a contatto con il mondo esterno sono tappezzate di comunità microbiche" si applica a varie parti del corpo umano. L'intestino umano, ad esempio, è completamente colonizzato da un vasto numero di batteri, essenziali per il normale sviluppo e l'omeostasi immunitaria [1]. La colonizzazione batterica iniziale dell'intestino è particolarmente importante per la salute del neonato e del bambino, poiché educa il sistema immunitario in via di sviluppo e fornisce condizioni favorevoli alla colonizzazione [2]. Questo processo di colonizzazione e successione da parte di batteri, archei e microeucarioti avviene durante il primo anno di vita [3]. Inoltre, la colonizzazione precoce del microbioma intestinale, influenzata da fattori come la dieta, è stata collegata a esiti di salute, compresa la relazione con l'obesità [4]. Nel caso del sistema genito-urinario e dei polmoni, pur non essendo "tappezzati" di comunità microbiche nella stessa misura dell'intestino, sono anch'essi soggetti alla colonizzazione microbica e influenzano vari aspetti della salute e della malattia [5]. Si può quindi affermare che le varie parti del corpo a contatto con il mondo esterno sono effettivamente colonizzate da batteri, virus o funghi in misura variabile.

Indirizzi web delle fonti scientifiche citate

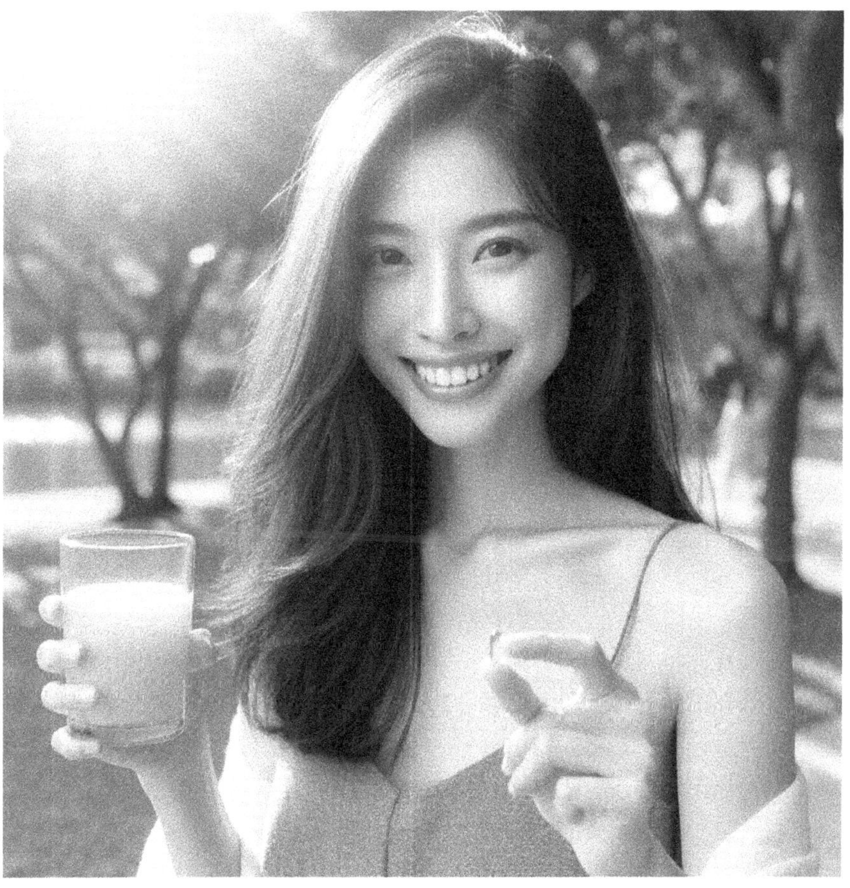

[1] https://www.ncbi.nlm.nih.gov/pmc/articles/PMC4189825/

[2] https://www.ncbi.nlm.nih.gov/pmc/articles/PMC4340742/

[3] www.frontiersin.org/articles/10.3389/fmicb.2017.00738

 Link breve: www.bit.ly/-f-r

Pubblicato nel maggio 2017

Titolo dell'articolo della rivista Frontiers: "Colonizzazione e successione nel microbioma intestinale umano da parte di archei, batteri e microeucarioti durante il primo anno di vita - Colonization and Succession within the Human Gut Microbiome by Archaea, Bacteria, and Microeukaryotes during the First Year of Life".

Nell'articolo gli autori affermano che:

Il microbioma intestinale, è un complesso ecosistema di trilioni di microrganismi che risiedono nel tratto gastrointestinale,che svolgono un ruolo fondamentale nella salute e nella malattia umana. Durante il primo anno di vita, il microbioma intestinale subisce una notevole trasformazione, segnando l'insediamento di una comunità microbica sana che influenzerà i risultati di salute per tutta la vita.

Lo studio approfondisce l'intricato processo di sviluppo del microbioma intestinale, esaminando la colonizzazione e la successione di archei, batteri e microeucarioti in questo periodo critico. È sorprendente notare che la composizione microbica dell'intestino si stabilisce già prima della nascita, con microbi di tutti e tre i domini della vita rilevati in campioni di meconio, le prime feci prodotte dai neonati. Ciò suggerisce che i microbi si agganciano al liquido amniotico e alla placenta durante lo sviluppo fetale, gettando le basi per il futuro microbioma intestinale.

Dopo la nascita, il microbioma intestinale subisce un rapido e dinamico cambiamento di composizione. Inizialmente dominato da Firmicutes e Bacteroidetes, due grandi phyla batterici, il microbioma si diversifica gradualmente con l'assunzione di latte materno o artificiale. I Firmicutes, associati alla fermentazione di carboidrati complessi, contribuiscono alla produzione di energia e all'assorbimento dei nutrienti. I batteroideti, invece, svolgono un ruolo cruciale nell'utilizzo dei nutrienti, nella difesa dagli agenti patogeni e nello sviluppo del sistema immunitario.

La modalità del parto ha un impatto significativo sulla colonizzazione iniziale del microbioma intestinale. I neonati nati con parto vaginale ereditano una grande quantità di microbi dal microbiota vaginale della madre, con il risultato di un microbioma più diversificato e stabile rispetto a quelli nati con parto cesareo. Questa esposizione precoce ai microbi vaginali costituisce una barriera protettiva contro gli agenti patogeni e favorisce l'instaurarsi di una comunità microbica sana.

A circa sei mesi di età, si verifica una transizione cruciale quando i neonati iniziano a consumare cibi solidi. Questo cambiamento alimentare introduce una più ampia varietà di batteri, comprese specie benefiche come Bifidobacterium e Lactobacillus. Contemporaneamente, il microbioma subisce un cambiamento nella composizione, con i bacteroideti che diventano il phylum dominante. Questo cambiamento è attribuito alla maggiore disponibilità di carboidrati complessi e fibre negli alimenti solidi, che favoriscono la crescita dei batteroidi.

L'introduzione di alimenti solidi segna anche una transizione nell'interazione tra il microbioma intestinale e il sistema immunitario. I batteri benefici del microbioma stimolano lo sviluppo del tessuto linfoide associato all'intestino (GALT), una componente specializzata del sistema immunitario che protegge dalle infezioni e promuove la tolleranza agli antigeni alimentari. Questa interazione tra il microbioma e il sistema immunitario è essenziale per mantenere la salute generale e prevenire le malattie croniche più avanti nella vita.

In conclusione, lo studio fornisce preziose indicazioni sulle intricate dinamiche dello sviluppo del microbioma intestinale durante il primo anno di vita. Sottolinea l'importanza delle modalità di somministrazione e dei cambiamenti nella dieta nel plasmare la composizione e la funzionalità del microbioma. La comprensione di questi fattori è fondamentale per promuovere uno sviluppo sano del microbioma e prevenire i problemi di salute associati in età avanzata.

Ricordiamo che il microbioma intestinale, un complesso ecosistema di trilioni di microrganismi che risiedono nel tratto gastrointestinale, svolge un ruolo fondamentale nella salute e nella malattia umana.

Durante il primo anno di vita, il microbioma intestinale subisce una notevole trasformazione, segnando l'insediamento di una comunità microbica sana che influenzerà i risultati di salute per tutta la vita.

Lo studio, dei colleghi, approfondisce l'intricato processo di sviluppo del microbioma intestinale, esaminando la colonizzazione e la successione di archei, batteri e microeucarioti in questo periodo critico. È sorprendente notare che la composizione microbica dell'intestino si stabilisce già prima della nascita, con microbi di tutti e tre i domini della vita rilevati in campioni di meconio, le prime feci prodotte dai neonati. Ciò suggerisce che i microbi si agganciano al liquido amniotico e alla placenta durante lo sviluppo fetale, gettando le basi per il futuro microbioma intestinale.

Dopo la nascita, il microbioma intestinale subisce un rapido e dinamico cambiamento di composizione. Inizialmente dominato da Firmicutes e Bacteroidetes, due grandi phyla batterici, il microbioma si diversifica gradualmente con l'assunzione di latte materno o artificiale. I Firmicutes, associati alla fermentazione di carboidrati complessi, contribuiscono alla produzione di energia e all'assorbimento dei nutrienti. I batteroidi, invece, svolgono un ruolo cruciale nell'utilizzo dei nutrienti, nella difesa dagli agenti patogeni e nello sviluppo del sistema immunitario.

I batteroidi sono in grado di fermentare una varietà di carboidrati, tra cui cellulosa, amido e glicogeno. Questo processo produce acidi grassi a catena corta, che sono importanti per l'energia, l'assorbimento dei nutrienti e la salute dell'intestino.

La modalità del parto ha un impatto significativo sulla colonizzazione iniziale del microbioma intestinale. I neonati nati con parto vaginale ereditano una grande quantità di microbi dal microbiota vaginale della madre, con il risultato di un microbioma più diversificato e stabile rispetto a quelli nati con parto cesareo. Questa esposizione precoce ai microbi vaginali costituisce una barriera protettiva contro gli agenti patogeni e favorisce l'instaurarsi di una comunità microbica sana.

A circa sei mesi di età, si verifica una transizione cruciale quando i neonati iniziano a consumare cibi solidi. Questo cambiamento alimentare introduce una più ampia varietà di batteri, comprese specie benefiche come Bifidobacterium e Lactobacillus. Contemporaneamente, il microbioma subisce un cambiamento nella composizione, con i bacterodi che diventano il phylum dominante. Questo cambiamento è attribuito alla maggiore disponibilità di carboidrati complessi e fibre negli alimenti solidi, che favoriscono la crescita dei batteroidi.

L'introduzione di alimenti solidi segna anche una transizione nell'interazione tra il microbioma intestinale e il sistema immunitario. I batteri benefici del microbioma stimolano lo sviluppo del tessuto linfoide associato all'intestino (GALT), una componente specializzata del sistema immunitario che protegge dalle infezioni e promuove la tolleranza agli antigeni alimentari. Questa interazione tra il microbioma e il sistema immunitario è essenziale per mantenere la salute generale e prevenire le malattie croniche più avanti nella vita.

In conclusione, lo studio fornisce preziose indicazioni sulle intricate dinamiche dello sviluppo del microbioma intestinale durante il primo anno di vita. Sottolinea l'importanza delle modalità di somministrazione e dei cambiamenti nella dieta nel plasmare la composizione e la funzionalità del microbioma. La comprensione di questi fattori è fondamentale per promuovere uno sviluppo sano del microbioma e prevenire i problemi di salute associati in età avanzata.

[4]

https://www.sciencedirect.com/science/article/pii/S24522317
18300174

[5]

https://www.frontiersin.org/articles/10.3389/fcimb.2020.5737
35

 www.bit.ly/--fr

Data di pubblicazione: Ottobre 2020

Titolo della pubblicazione: "Colonizzazione microbica dal feto alla prima infanzia: una rassegna completa - Microbial Colonization From the Fetus to Early Childhood—A Comprehensive Review".

Nella review i colleghi affermano che il microbioma intestinale umano, una metropoli brulicante di trilioni di microrganismi che risiedono nel tratto gastrointestinale, emerge ancor prima della nascita, gettando le basi per la salute di tutta la vita. Questo intricato processo, plasmato da una sinfonia di fattori, influenza profondamente il metabolismo, il sistema immunitario e la suscettibilità a varie malattie di un individuo. I primi anni di vita, in particolare il periodo che va dalla gestazione all'infanzia, hanno un significato immenso nel modellare la composizione e la funzione del microbioma intestinale.

Colonizzazione e successione dei microrganismi

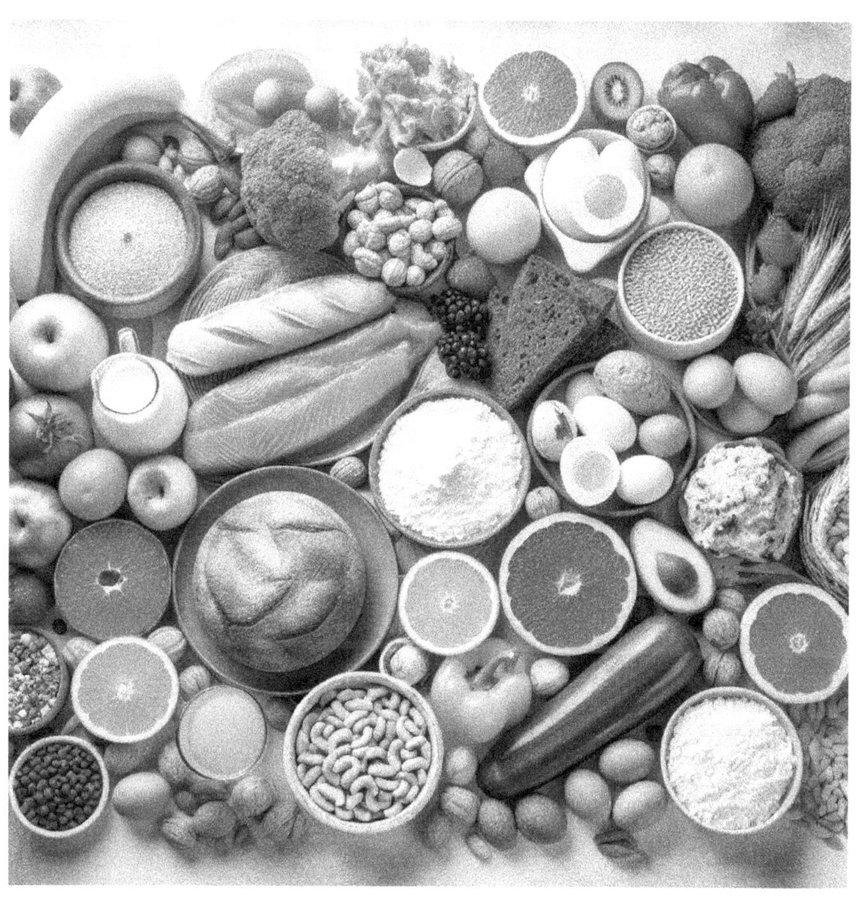

Il microbioma intestinale intraprende un viaggio straordinario dall'aridità alla diversità microbica durante i primi anni di vita. Inizialmente sterile, l'intestino fetale viene esposto al liquido amniotico, una ricca fonte di microbi, durante lo sviluppo. Questo incontro precoce prepara l'intestino alla colonizzazione, aprendo la strada all'arrivo dei microbi del microbiota materno.

Dopo la nascita, il microbioma subisce una rapida fase di diversificazione, dominata da due grandi phyla batterici: Firmicutes, noti per la loro capacità di fermentare i carboidrati, e Bacteroidetes, abili nello scomporre polisaccaridi complessi. Questi primi colonizzatori gettano le basi di un ecosistema intestinale sano, contribuendo all'assorbimento dei nutrienti, alla modulazione immunitaria e alla salute generale.

Modalità di parto e allattamento

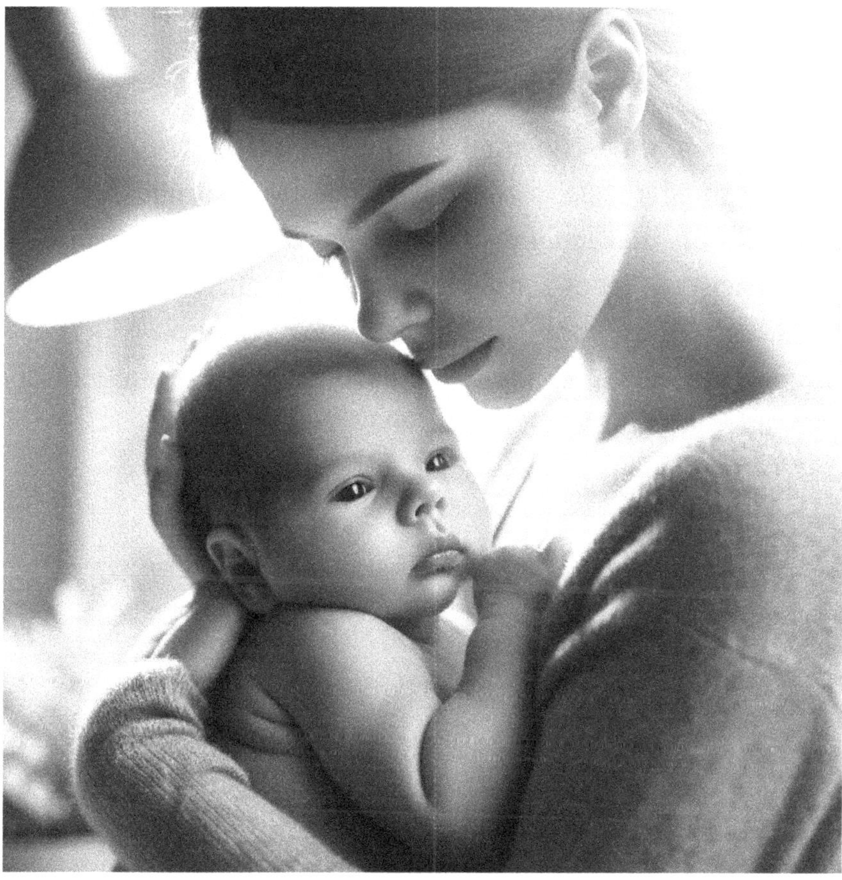

La modalità del parto, vaginale o cesareo, svolge un ruolo fondamentale nel plasmare la colonizzazione iniziale del microbioma intestinale. I neonati nati per via vaginale ereditano una grande quantità di microbi dal microbiota vaginale della madre, favorendo un microbioma più diversificato e stabile rispetto a quelli nati con taglio cesareo. Questa esposizione precoce a una comunità microbica diversificata costituisce una barriera protettiva contro gli agenti patogeni e favorisce l'instaurarsi di una comunità microbica sana.

L'allattamento al seno migliora ulteriormente lo sviluppo di un microbioma sano, fornendo un apporto continuo di batteri benefici, in particolare di specie di Bifidobacterium e Lactobacillus. Questi microbi svolgono un ruolo cruciale nella scomposizione degli zuccheri complessi, nella promozione della salute dell'intestino e nel sostegno del sistema immunitario.

Transizione alimentare e composizione del microbioma

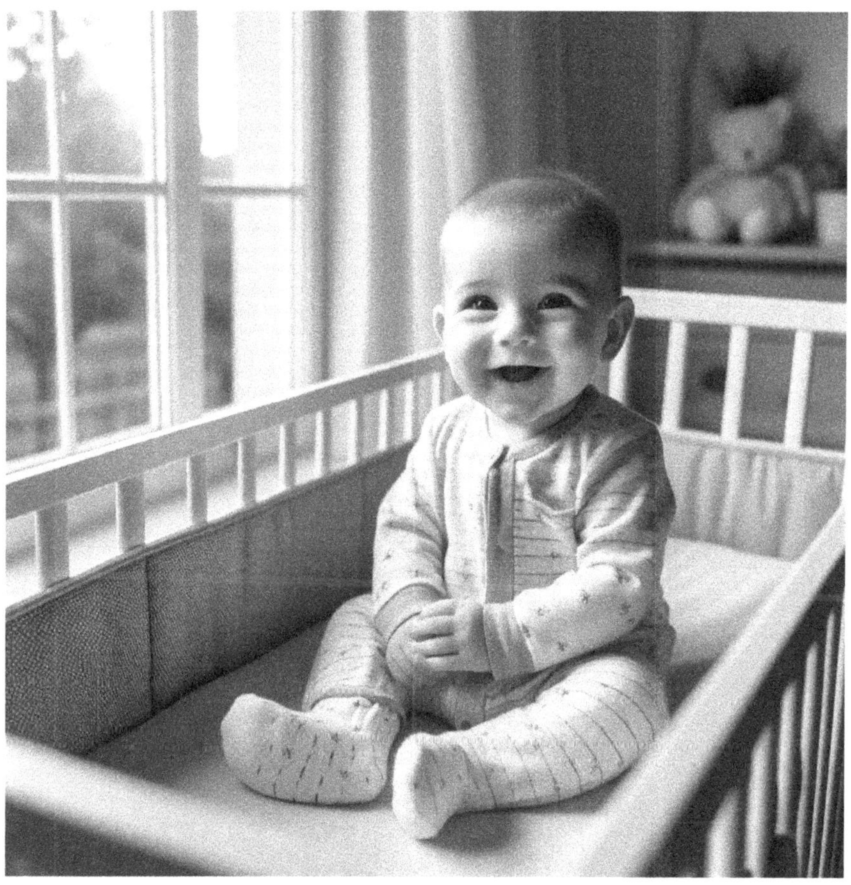

Verso i sei mesi di età si verifica un cambiamento significativo nella dieta del bambino, che segna il passaggio dal latte materno o artificiale agli alimenti solidi. Questo cambiamento alimentare introduce una gamma più ampia di batteri, comprese le specie in grado di utilizzare in modo efficiente i carboidrati complessi e le fibre. Di conseguenza, il microbioma subisce un'altra trasformazione: i bacteroidetes diventano il phylum dominante, riflettendo l'abbondanza di questi microbi negli alimenti solidi.

Interazione con il sistema immunitario

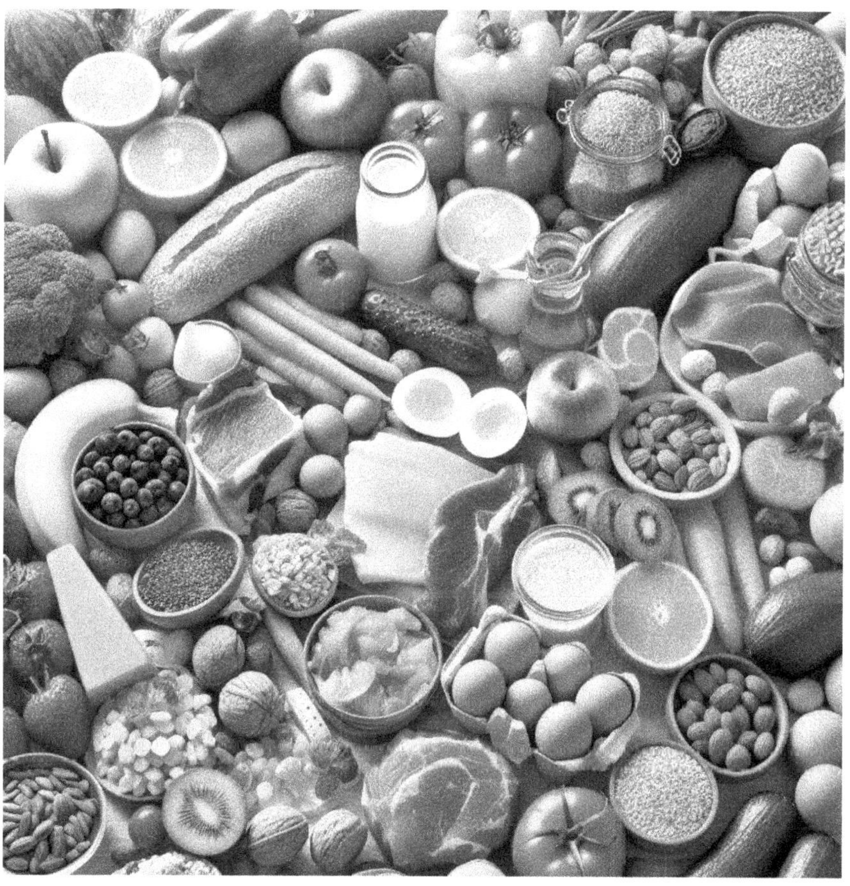

Il microbioma intestinale ha una relazione simbiotica con il sistema immunitario, svolgendo un ruolo critico nel suo sviluppo e nella sua maturazione. I batteri benefici del microbioma stimolano la produzione di cellule immunitarie e di molecole regolatrici che aiutano a proteggere dalle infezioni, a promuovere la tolleranza agli antigeni alimentari e a regolare l'infiammazione.

Questa intricata interazione tra il microbioma e il sistema immunitario è essenziale per mantenere la salute generale e prevenire le malattie croniche nel corso della vita. Un microbioma sano contribuisce a una risposta immunitaria equilibrata, riducendo il rischio di disturbi autoimmuni e allergie.

Conclusione dell'articolo

Lo sviluppo del microbioma intestinale durante i primi anni di vita è un processo complesso e dinamico, modellato da una moltitudine di fattori, tra cui la modalità di parto, l'allattamento al seno, la composizione della dieta e le esposizioni ambientali. La comprensione di questi fattori è fondamentale per promuovere lo sviluppo di un microbioma sano e prevenire i problemi di salute associati in età avanzata. Gli interventi che possono modulare il microbioma intestinale, come l'integrazione prenatale, le pratiche di allattamento al seno e gli interventi dietetici precoci, sono promettenti per migliorare i risultati di salute e ridurre il rischio di malattie croniche.

Giuseppe Rotolo   Medicina Funzionale

- Gli studi hanno dimostrato che i bambini nati con taglio cesareo hanno una minore abbondanza di batteri benefici nel loro microbioma intestinale rispetto a quelli nati per via vaginale.

- L'allattamento al seno fornisce ai bambini una fonte continua di batteri benefici, che possono aiutare a prevenire allergie e obesità.

- L'introduzione di cibi solidi nei neonati intorno ai sei mesi di età può contribuire a diversificare ulteriormente il microbioma intestinale e a promuovere la salute generale.

- Fornire ai bambini una dieta sana che includa frutta, verdura e cereali integrali può contribuire a mantenere un microbioma intestinale sano per tutta la vita.

Bioma nell'ambiente

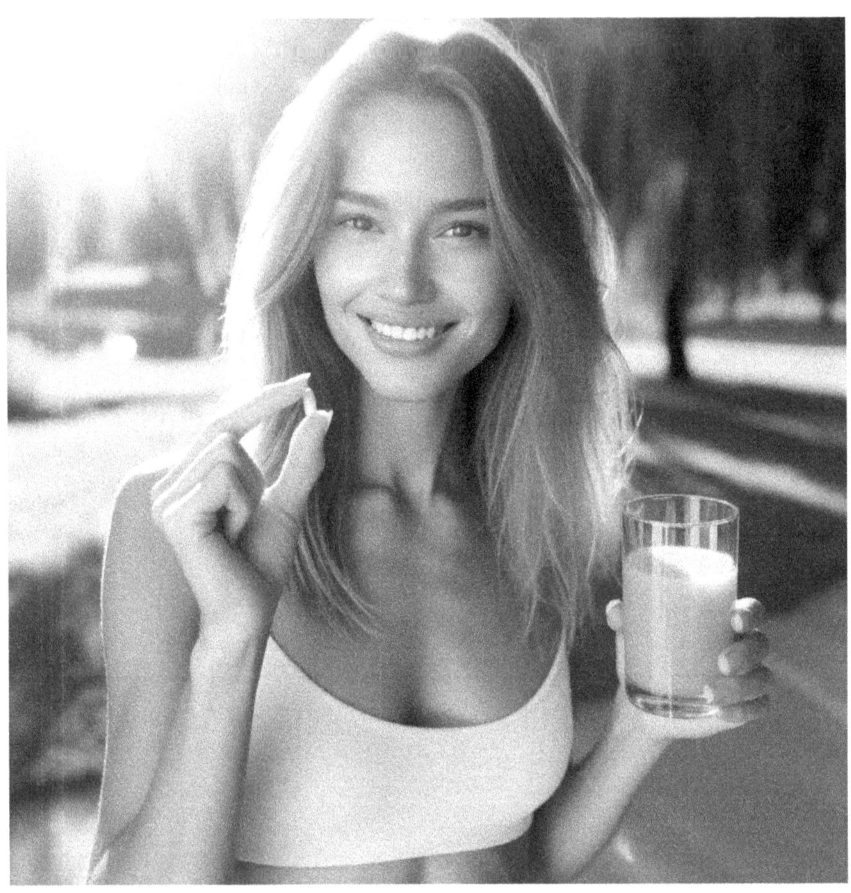

I biomi sono grandi aree della Terra che condividono un clima, un terreno e una vegetazione simili. Sono caratterizzati da una flora e una fauna distintive che si sono adattate alle condizioni ambientali locali.

I biomi sono importanti per l'ambiente perché forniscono habitat per una varietà di piante e animali. Contribuiscono anche alla regolazione del clima, alla purificazione dell'aria e dell'acqua e al ciclo dei nutrienti.

La rivoluzione nella medicina riguarda l'importanza del microbiota non solo negli esseri umani, ma anche negli animali e nelle piante. L'intestino è un "organo metabolico" cruciale per la crescita e il benessere degli animali, compresi i pomodori e gli alberi, poiché è colonizzato da migliaia di tipi diversi di microbi che regolano numerose funzioni sistemiche [1]. L'ecologia microbica studia le interazioni tra i microrganismi e gli ospiti, acquisendo informazioni preziose sui complessi ecosistemi formati da queste comunità negli animali e nelle piante [2]. In ambito clinico, la conoscenza del microbiota intestinale negli animali consente di selezionare alimenti e terapie mirate per promuovere una flora intestinale sana [5]. Pertanto, la simbiosi continua con i microbioti, compresi batteri, virus e funghi, è fondamentale per la salute e la crescita non solo degli esseri umani, ma anche degli animali e delle piante.

Fonti divulgative citate

[1] https://www.acvtriggiano.it/news-eventi/18986/microbiota-intestinale-animale.html

[2] https://www.izsvenezie.it/temi/altri-temi/ecologia-microbica/

[3] https://www.mylavblog.net/component/content/article/129-gastroenterologia/410-microbiota-e-microbioma-intestinale-cosa-sono-e-come-si-possono-utilizzare-in-ambito-clinico.html?Itemid=437

[4] https://www.izsvenezie.it/ecologia-microbica-video/

[5] https://www.lampovet.com/microbiota-animali/

Batteri diversi nelle diverse nazioni

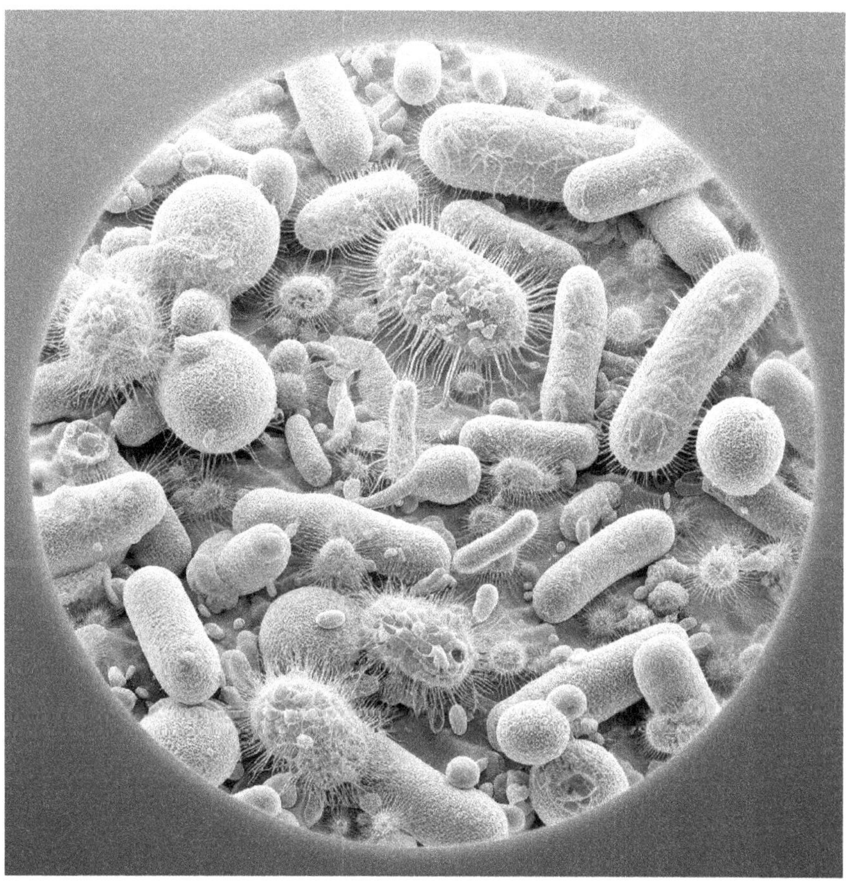

Nei Paesi in via di sviluppo, soprattutto al di là della linea equatoriale, il microbiota intestinale comprende componenti come protozoi e parassiti, che sono meno diffusi nelle popolazioni occidentali. Sebbene il mondo occidentale abbia sperimentato una perdita di questi componenti, ciò non è necessariamente vantaggioso, poiché si è scoperto che alcuni di questi abitanti svolgono un ruolo nel controllo del sistema immunitario. La ricerca ha dimostrato che lo sviluppo del microbiota intestinale nei neonati è cruciale per la loro salute in età avanzata ed è influenzato da vari fattori, tra cui la geografia, il clima e le condizioni di vita [1] [2] [3]. La colonizzazione batterica iniziale dell'intestino è particolarmente importante per la salute del neonato e del bambino, poiché educa il sistema immunitario in via di sviluppo e fornisce condizioni favorevoli alla colonizzazione [5]. Pertanto, la presenza di diversi componenti nel microbiota intestinale, come si osserva nei Paesi in via di sviluppo, evidenzia l'importanza di comprendere e preservare queste comunità microbiche per la salute generale e la funzione immunitaria.

Indirizzi web delle fonti scientifiche citate

[1]
https://www.sciencedirect.com/science/article/pii/S13238930
17301119

[2]
https://microbiomejournal.biomedcentral.com/articles/10.118
6/s40168-021-01195-7

[3] https://www.ncbi.nlm.nih.gov/pmc/articles/PMC8518733/

[4] www.frontiersin.org/articles/10.3389/fcimb.2020.573735

[5] https://www.ncbi.nlm.nih.gov/pmc/articles/PMC4340742/

Allergie

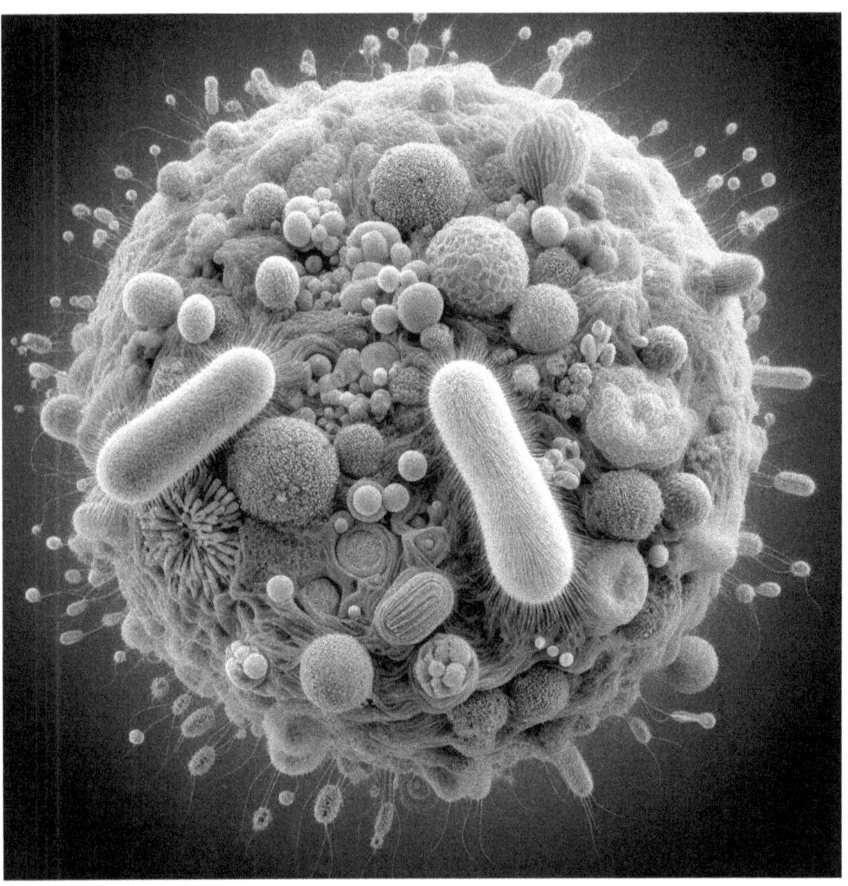

L'interazione tra il microbiota e il sistema immunitario è un campo di studio complesso e in evoluzione. Il microbiota intestinale, che comprende batteri, funghi, virus e altre specie microbiche ed eucariotiche, svolge un ruolo fondamentale nell'induzione, nella formazione e nella funzione del sistema immunitario dell'ospite [3]. La ricerca ha dimostrato che il microbioma è coinvolto nella formazione e nello sviluppo dei principali componenti del sistema immunitario innato e adattativo dell'ospite e che le perturbazioni del microbioma intestinale o le alterazioni del sistema immunitario possono avere effetti sistemici [2]. Il sistema immunitario si è co-evoluto con i microrganismi commensali verso il mutualismo e l'omeostasi, e il microbiota esercita anche un'influenza sul sistema immunitario, promuovendone e calibrandone i vari aspetti [3]. Pertanto, è noto che la presenza di diverse comunità microbiche nell'intestino, compresi protozoi e parassiti, come si osserva nei Paesi in via di sviluppo, svolge un ruolo cruciale nella regolazione del sistema immunitario, evidenziando l'importanza di queste interazioni per la salute generale e la funzione immunitaria. Anche l'uso di probiotici è un'area di ricerca attiva nella modulazione del microbiota intestinale per promuovere la salute immunitaria [1].

Indirizzi web degli articoli scientifici

[1] https://www.ncbi.nlm.nih.gov/pmc/articles/PMC4420145/

[2] https://www.nature.com/articles/s41422-020-0332-7

[3] https://www.ncbi.nlm.nih.gov/pmc/articles/PMC4056765/

[4]
https://www.sciencedirect.com/science/article/pii/S1369526623000341

[5]
https://www.sciencedirect.com/science/article/pii/S132389301 7301119

Sistema immunitario

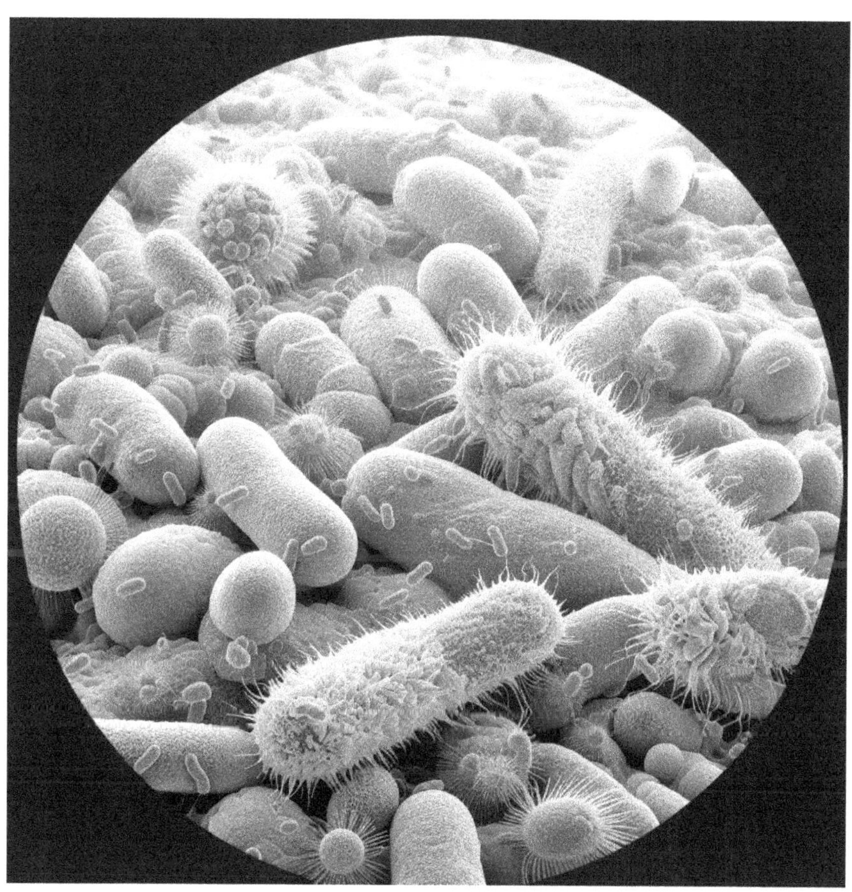

Il sistema immunitario e il microbiota intestinale hanno una stretta relazione, in particolare nell'intestino. Il microbioma intestinale ha il potenziale per influenzare l'infezione virale sistemica attraverso la sua interazione con il sistema immunitario. Circa il 70-80% delle cellule immunitarie sono presenti nell'intestino, evidenziando l'intricata interazione tra il microbiota intestinale e il sistema immunitario. Questa interazione è essenziale per il mantenimento dell'omeostasi intestinale, la protezione dalle infezioni e la regolazione dell'immunità sistemica. Il microbioma intestinale influisce sulle risposte immunitarie della mucosa locale ed è sempre più riconosciuto l'impatto sull'immunità sistemica. Il sistema immunitario e il microbiota intestinale si sono co-evoluti verso il mutualismo e l'omeostasi e le perturbazioni del microbioma intestinale o del sistema immunitario possono avere effetti sistemici. Il sistema immunitario svolge un ruolo cruciale nel controllare l'esposizione dei batteri all'ospite e nello sviluppo della tolleranza immunitaria. Il microbiota intestinale e i suoi metaboliti sono attivamente coinvolti nello sviluppo e nella regolazione dell'immunità dell'ospite, influenzando la suscettibilità alle malattie. Pertanto, la relazione tra batteri e sistema immunitario, in particolare nell'intestino, è un'area di ricerca complessa e vitale, con implicazioni per la salute e la malattia.

Indirizzi web degli articoli scientifici citati

[1] https://www.ncbi.nlm.nih.gov/pmc/articles/PMC8001875/

[2]
https://www.frontiersin.org/articles/10.3389/fimmu.2020.002
82

[3] https://www.nature.com/articles/s41422-020-0332-7

[4] https://www.ncbi.nlm.nih.gov/pmc/articles/PMC4420145/

[5] https://www.mdpi.com/2227-9059/11/2/294

Cardiologia

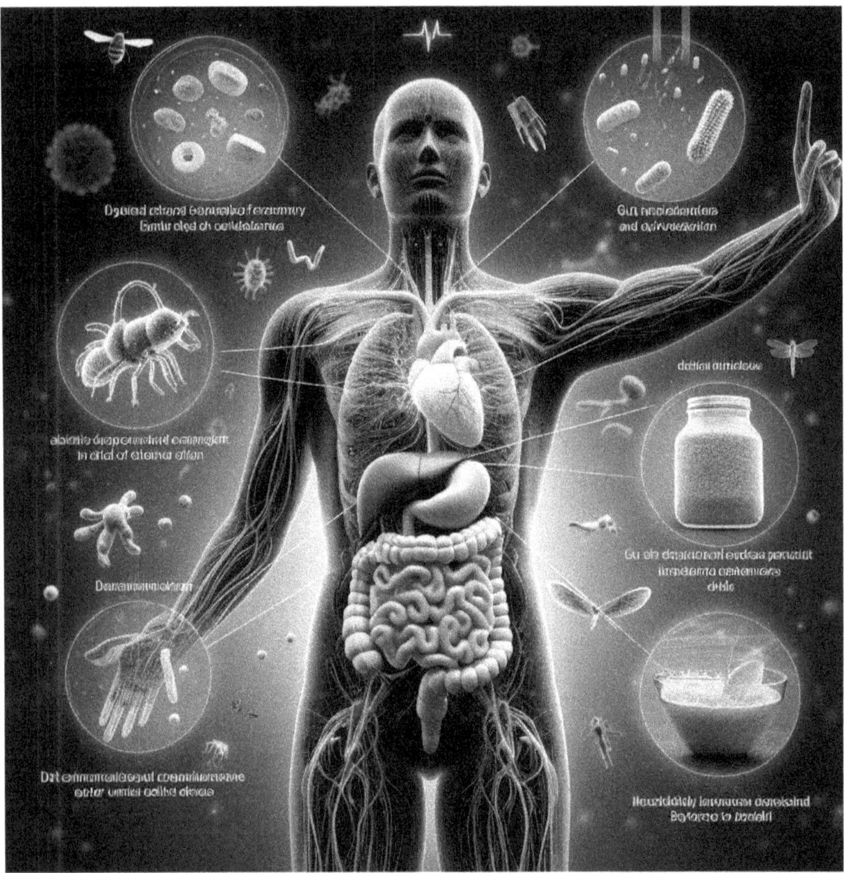

La ricerca ha dimostrato che il microbiota intestinale svolge un ruolo significativo nelle malattie cardiovascolari (CVD). Lo squilibrio del microbioma intestinale, noto come disbiosi intestinale, è stato associato allo sviluppo e alla progressione delle malattie cardiovascolari (CVD), tra cui l'aterosclerosi, l'ipertensione, l'insufficienza cardiaca e la malattia coronarica [3] [4]. Il microbiota intestinale può avere un impatto sulle malattie cardiovascolari (CVD) attraverso vari meccanismi, come la produzione di molecole pro-infiammatorie, la modulazione del sistema immunitario e la generazione di metaboliti che possono influenzare la salute del cuore [2] [5]. Ad esempio, il microbiota intestinale può utilizzare percorsi che coinvolgono trimetilammina, N-ossido, acidi grassi a catena corta e acidi biliari, che possono influenzare lo sviluppo di condizioni come l'insufficienza cardiaca, l'aterosclerosi e l'ipertensione [2]. La composizione del microbiota intestinale è stata messa in relazione con i fattori di rischio di CVD e le terapie mirate al microbiota intestinale, come i pre e i probiotici, sono state proposte come potenziali strategie per la gestione di CVD [5]. Pertanto, la relazione tra microbiota intestinale e CVD è un'area di ricerca attiva, con implicazioni per lo sviluppo di nuovi approcci terapeutici.

Indirizzi web degli articoli citati

[1] https://www.thelancet.com/journals/ebiom/article/PIIS2352-3964(20)30024-4/fulltext

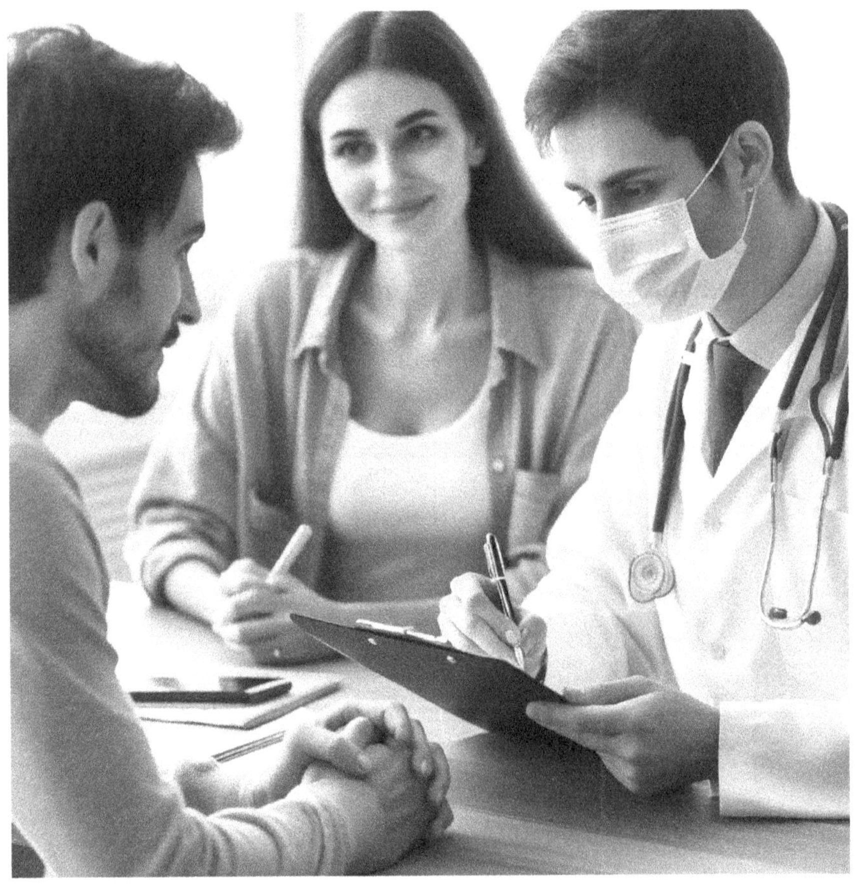

[2] www.frontiersin.org/articles/10.3389/fcimb.2022.903570

Giuseppe Rotolo   Medicina Funzionale

Approfondisco come sempre l'articolo della rivista Frontiers

 www.bit.ly/c-uo

Titolo dell'articolo: "Il microbiota intestinale (microbioma) nelle malattie cardiovascolari e la sua regolazione terapeutica The Gut Microbiota (Microbiome) in Cardiovascular Disease and Its Therapeutic Regulation".

Vediamo cosa dicono i colleghi nell'articolo:

Le malattie cardiovascolari (CVD), che comprendono le malattie coronariche, l'ictus e le arterie periferiche, rimangono una delle principali cause di morte in tutto il mondo. La complessa interazione tra microbioma intestinale e le malattie cardiovascolari (CVD) è emersa come area critica di ricerca, evidenziando il potenziale dei batteri intestinali nell'influenzare i fattori di rischio malattie cardiovascolari (CVD) e le strategie terapeutiche per modulare il microbioma per la prevenzione e il trattamento delle malattie cardiovascolari (CVD).

Contributi del microbioma intestinale alla malattie cardiovascolari (CVD)

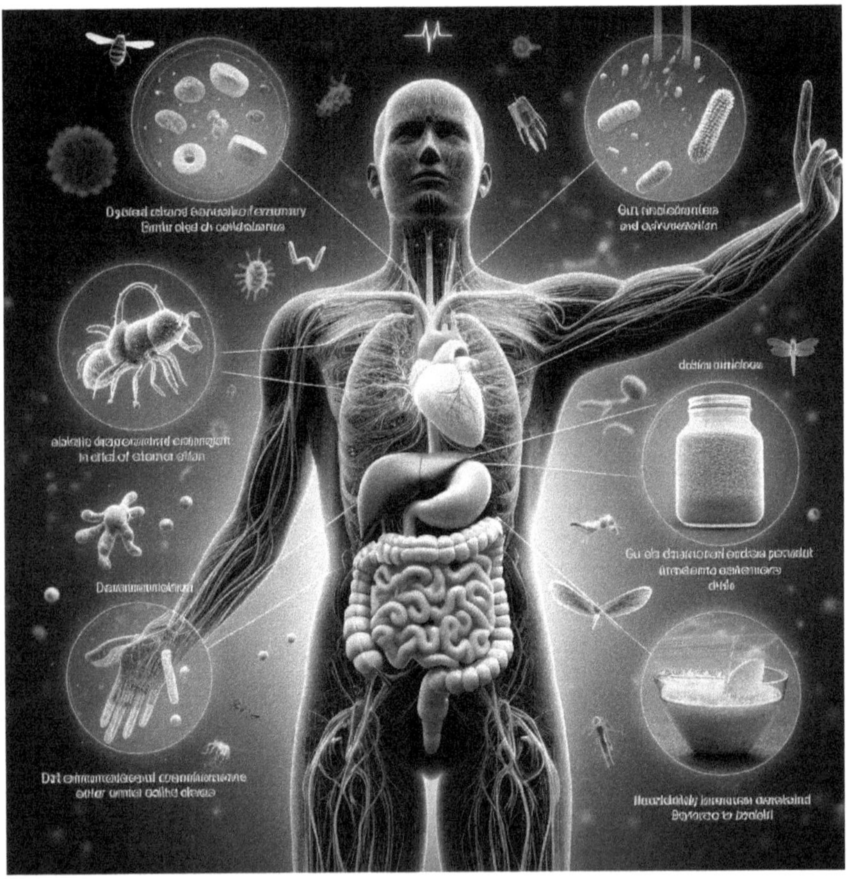

Il microbioma intestinale, una vasta comunità di trilioni di microrganismi che risiedono nel tratto gastrointestinale, svolge un ruolo profondo nello sviluppo e nella progressione della malattie cardiovascolari (CVD) attraverso vari meccanismi.

1. Effetti metabolici: Il microbioma modula il metabolismo dei lipidi, un fattore cruciale della dislipidemia, uno dei principali fattori di rischio di malattie cardiovascolari (CVD). Attraverso la produzione di acidi grassi a catena corta (SCFA), i batteri intestinali esercitano un effetto regolatore sul metabolismo del colesterolo, influenzando i livelli di colesterolo LDL (cattivo) e di colesterolo HDL (buono). Gli acidi grassi a catena corta (SCFA) prodotti dai batteri benefici, come il Bifidobacterium e il Lactobacillus, favoriscono l'assorbimento del colesterolo dal flusso sanguigno e la sua conversione in acidi biliari, facilitandone l'escrezione. Al contrario, i batteri dannosi, come le Enterobacteriaceae, possono degradare gli acidi biliari, determinando un maggiore assorbimento del colesterolo e contribuendo all'iperlipidemia.

2. Risposte infiammatorie: Il microbioma influenza i processi infiammatori, che svolgono un ruolo fondamentale nello sviluppo della CVD. Alcuni batteri intestinali, in particolare i Firmicutes, possono promuovere l'infiammazione producendo molecole pro-infiammatorie, come citochine e specie reattive dell'ossigeno (ROS). Ciò può contribuire all'infiammazione cronica, un segno distintivo della malattie cardiovascolari (CVD), caratterizzata dall'attivazione persistente delle cellule immunitarie e dalla produzione di mediatori infiammatori. Al contrario, i batteri benefici, come i bacteroidetes, possono esercitare effetti antinfiammatori producendo molecole anti-infiammatorie, come il butirrato e l'interleuchina 10 (IL-10). La disbiosi, uno squilibrio tra batteri benefici e nocivi, può contribuire all'infiammazione cronica e aumentare il rischio di malattie cardiovascolari (CVD).

3. Stress ossidativo: Il microbioma influenza lo stress ossidativo, un processo che danneggia le cellule e i tessuti ed è legato alla malattia cardiovascolare (CVD). Alcuni batteri intestinali producono composti pro-ossidanti, come il perossido di idrogeno e i ROS, che possono danneggiare il DNA, le proteine e i lipidi. Al contrario, i batteri benefici, come il Lactobacillus e il Bifidobacterium, possono produrre antiossidanti, come il glutatione e la superossido dismutasi, che proteggono dal danno ossidativo. Uno squilibrio in questo equilibrio può aumentare lo stress ossidativo e contribuire al rischio di malattie cardiovascolari (CVD).

Regolazione terapeutica del microbioma intestinale per la malattia cardiovascolare (CVD).

Sono stati esplorati numerosi approcci per modulare il microbioma intestinale per la prevenzione e il trattamento delle malattie cardiovascolari (CVD). Questi interventi mirano ad aumentare l'abbondanza di batteri benefici e a ridurre l'abbondanza di batteri nocivi, promuovendo così un microbioma più equilibrato e migliorando i fattori di rischio di malattie cardiovascolari (CVD).

1. Interventi dietetici: La dieta svolge un ruolo cruciale nella formazione del microbioma intestinale. Il consumo di una dieta sana ricca di frutta, verdura e cereali integrali, limitando al contempo gli alimenti trasformati, i grassi saturi e trans e l'eccesso di zuccheri, favorisce la crescita di batteri benefici e riduce l'abbondanza di batteri nocivi. La fibra alimentare, in particolare quella non digeribile, funge da substrato per i batteri benefici, consentendo loro di produrre SCFA e altri composti benefici.

2. Probiotici: I probiotici sono microrganismi vivi, in genere batteri, che, se consumati in quantità adeguate, conferiscono benefici alla salute dell'ospite. È stato dimostrato che alcuni ceppi probiotici, come il Lactobacillus e il Bifidobacterium, migliorano i fattori di rischio di malattie cardiovascolari (CVD), compresi i livelli di colesterolo, l'infiammazione e la pressione sanguigna. I probiotici possono essere assunti sotto forma di integratori o si trovano naturalmente negli alimenti fermentati, come yogurt, kefir e crauti.

3. Trapianto di microbiota fecale (FMT): La FMT è una procedura che prevede il trasferimento del microbiota intestinale da un donatore sano a un ricevente tramite colonscopia o clisteri. Ha dato risultati promettenti nel trattamento dell'infezione da C. difficile, una grave infezione intestinale associata alla CVD, e potrebbe avere un potenziale per la prevenzione e il trattamento della CVD. Tuttavia, sono necessarie ulteriori ricerche per valutare la sicurezza e l'efficacia della FMT nella malattia cardiovascolare (CVD).

4. Antibiotici: Sebbene gli antibiotici possano essere salvavita per il trattamento delle infezioni batteriche, l'uso a lungo termine o inappropriato può alterare il microbioma intestinale e aumentare il rischio di malattia cardiovascolare (CVD). Gli antibiotici possono eliminare sia i batteri benefici che quelli nocivi, causando disbiosi e aumento dell'infiammazione. Pertanto, gli antibiotici dovrebbero essere usati con giudizio e solo quando necessario.

Il microbioma intestinale emerge come un attore critico nello sviluppo e nella progressione della malattia cardiovascolare (CVD), influenzando i processi metabolici, l'infiammazione e l'invecchiamento.

30 punti principali dall'articolo

30 punti chiave dell'articolo "The Gut Microbiota (Microbiome) in Cardiovascular Disease and Its Therapeutic Regulation: A Comprehensive Review":

1. Le malattie cardiovascolari (CVD) sono una delle principali cause di morte in tutto il mondo.

2. Il microbioma intestinale, una comunità di trilioni di microrganismi, svolge un ruolo cruciale nello sviluppo e nella progressione delle malattie cardiovascolari (CVD).

3. Il microbioma influenza il metabolismo lipidico, l'infiammazione e lo stress ossidativo, tutti fattori di rischio importanti per la malattia cardiovascolare (CVD).

4. I batteri intestinali possono produrre acidi grassi a catena corta (SCFA), che possono ridurre il colesterolo LDL (cattivo) e aumentare il colesterolo HDL (buono).

5. Alcuni batteri intestinali possono promuovere l'infiammazione producendo molecole pro-infiammatorie, come le citochine e i ROS.

6. I batteri intestinali benefici, come i bacteroidetes, possono esercitare effetti antinfiammatori producendo molecole antinfiammatorie, come il butirrato e l'Interleuchina (IL-10).

7. Alcuni batteri intestinali producono composti pro-ossidanti, come il perossido di idrogeno e i ROS, che possono contribuire allo stress ossidativo.

8. I batteri intestinali benefici possono produrre antiossidanti, come il glutatione e la superossido dismutasi, che proteggono dal danno ossidativo.

9. La disbiosi, uno squilibrio tra batteri benefici e dannosi, può aumentare lo stress ossidativo e il rischio di malattia cardiovascolare (CVD).

10. Gli interventi dietetici, come il consumo di una dieta sana ricca di frutta, verdura e cereali integrali, possono promuovere un microbioma intestinale sano e ridurre il rischio di malattia cardiovascolare (CVD).

11. I probiotici, microrganismi vivi che conferiscono benefici alla salute dell'ospite, possono migliorare i fattori di rischio malattia cardiovascolare (CVD).

12. Il trapianto di microbiota fecale (FMT), una procedura che trasferisce il microbiota intestinale da

un donatore sano a un ricevente, si è dimostrato promettente nel trattamento dell'infezione da C. difficile e potrebbe avere un potenziale per la prevenzione e il trattamento della malattia cardiovascolare (CVD).

13. Gli antibiotici possono alterare il microbioma intestinale e aumentare il rischio di malattia cardiovascolare (CVD).

14. Il microbioma intestinale è un ecosistema dinamico e complesso che viene influenzato da una serie di fattori, tra cui la dieta, lo stile di vita e i farmaci.

15. Sono necessarie ulteriori ricerche per comprendere appieno il ruolo del microbioma intestinale nella malattia cardiovascolare (CVD) e per sviluppare strategie terapeutiche efficaci per modulare il microbioma.

16. I fattori legati ai primi anni di vita, come la modalità del parto e l'allattamento al seno, possono modellare il microbioma intestinale e influenzare il rischio di malattia cardiovascolare (CVD).

17. Il microbioma intestinale svolge un ruolo nella regolazione della pressione sanguigna.

18. Il microbioma intestinale può influenzare lo sviluppo dell'aterosclerosi, uno dei principali fattori di rischio per la malattia cardiovascolare (CVD).

19. Il microbioma intestinale può influenzare il rischio di trombosi, un disturbo della coagulazione del sangue che può portare a infarto e ictus.

20. Il microbioma intestinale può influenzare il rischio di sindrome metabolica, un insieme di fattori di rischio che aumentano il rischio di malattia cardiovascolare (CVD), diabete di tipo 2 e altre malattie croniche.

21. Il microbioma intestinale può influenzare il rischio di fibrillazione atriale, un tipo di battito cardiaco irregolare che può portare all'ictus e ad altri problemi cardiaci.

22. Il microbioma intestinale può influenzare il rischio di arteriopatia periferica, un restringimento delle arterie che forniscono sangue agli arti.

23. Il microbioma intestinale può influenzare il rischio di declino cognitivo e demenza.

24. Il microbioma intestinale può influenzare il rischio di depressione e ansia.

25. Il microbioma intestinale può influenzare il rischio di malattie autoimmuni.

26. Il microbioma intestinale può influenzare il rischio di allergie e di asma.

27. Il microbioma intestinale può influenzare il rischio di obesità e di aumento di peso.

28. Il microbioma intestinale può influenzare il rischio di alcuni tipi di tumore.

29. Il microbioma intestinale può influenzare il rischio di malattie infettive.

30. Il microbioma intestinale può influenzare la salute e il benessere generale.

[3] https://www.ncbi.nlm.nih.gov/pmc/articles/PMC7215967/

[4] https://www.ncbi.nlm.nih.gov/pmc/articlcs/PMC5390330/

[5] https://www.nature.com/articles/s41371-022-00698-6

Disturbi psichiatrici

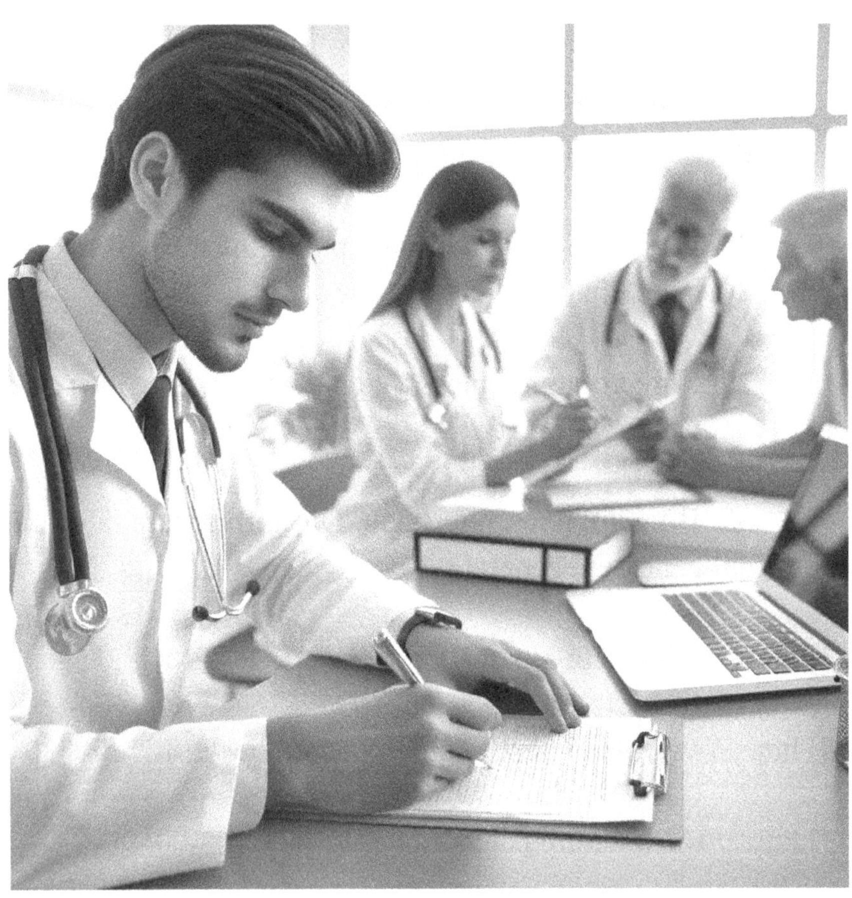

La ricerca ha evidenziato sempre più l'associazione tra il microbiota intestinale e vari disturbi psichiatrici, tra cui depressione, ansia e schizofrenia. Il microbiota intestinale è stato collegato alla fisiopatologia di questi disturbi e la disbiosi è stata identificata come una comorbidità di condizioni come la schizofrenia [1]. Si ritiene che l'asse intestino-cervello, che comprende la comunicazione bidirezionale tra l'intestino e il cervello, svolga un ruolo significativo in questa relazione [2]. È stato riscontrato che il microbiota intestinale influenza la produzione di neurotrasmettitori, tra cui la dopamina, e modula la neuroinfiammazione, fattori rilevanti nello sviluppo dei disturbi psichiatrici [3]. Inoltre, sono state osservate alterazioni del microbiota intestinale in soggetti affetti da depressione, ansia e schizofrenia, suggerendo un potenziale legame tra la composizione del microbiota intestinale e lo sviluppo di queste patologie [4]. Il ruolo del microbiota intestinale in questi disturbi psichiatrici è un'area di ricerca attiva, con implicazioni per lo sviluppo di nuove strategie terapeutiche, tra cui l'uso di probiotici e postbiotici per modulare il microbiota intestinale e potenzialmente alleviare i sintomi associati a questi disturbi [5].

Indirizzi web degli articoli citati

[1] www.frontiersin.org/articles/10.3389/fpsyg.2023.1215674

Link breve: www.bit.ly/p-s-y

Data pubblicazione: Agosto 2023

Giuseppe Rotolo   Medicina Funzionale

Titolo dell'articolo: "Associazione tra microbiota intestinale e disturbi psichiatrici: una revisione sistematica - Association between gut microbiota and psychiatric disorders: a systematic review".

Nella review della rivista Frontiers gli autori affermano che il microbioma intestinale, una comunità di trilioni di microrganismi che risiedono nel tratto gastrointestinale, svolge un ruolo fondamentale nella salute e nella malattia umana. Negli ultimi anni, è emersa una crescente evidenza di una relazione tra il microbioma intestinale e i disturbi psichiatrici.

Metodi

Gli autori hanno condotto una revisione sistematica della letteratura per identificare studi che hanno esaminato l'associazione tra il microbioma intestinale e i disturbi psichiatrici. Sono stati inclusi studi pubblicati tra il 2000 e il 2023 che hanno utilizzato un disegno di coorte, caso-controllo o interventistico.

Risultati

La revisione ha incluso 18 studi che hanno esaminato l'associazione tra il microbioma intestinale e una varietà di disturbi psichiatrici, tra cui depressione, ansia, disturbo bipolare, schizofrenia e disturbo dello spettro autistico.

In generale, gli studi hanno riscontrato che i soggetti con disturbi psichiatrici presentano un microbioma intestinale alterato rispetto ai soggetti sani. In particolare, i soggetti con disturbi psichiatrici tendono ad avere un microbioma più povero di diversità, con un'abbondanza ridotta di batteri benefici e un'abbondanza aumentata di batteri patogeni o opportunisti.

Elaborazione di alcuni aspetti

Il ruolo del microbioma intestinale nella regolazione dell'umore.

Il microbioma intestinale è in grado di influenzare l'umore attraverso una varietà di meccanismi, tra cui:

- **La produzione di neurotrasmettitori:** alcuni batteri intestinali sono in grado di produrre neurotrasmettitori, come la serotonina, che hanno un ruolo importante nella regolazione dell'umore. Ad esempio, uno studio ha rilevato che i soggetti con depressione avevano livelli ridotti di batteri produttori di serotonina, rispetto ai soggetti sani.

- **La regolazione dell'infiammazione:** l'infiammazione cronica è un fattore di rischio per i disturbi psichiatrici e il microbioma intestinale può influenzare l'infiammazione attraverso la produzione di citochine e altri mediatori infiammatori. Ad esempio, uno studio ha rilevato che i soggetti con disturbo bipolare avevano livelli aumentati di batteri pro-infiammatori, rispetto ai soggetti sani.

- **La permeabilità intestinale:** la permeabilità intestinale aumentata, nota anche come sindrome dell'intestino permeabile, può consentire a sostanze nocive di entrare nel flusso sanguigno e raggiungere il cervello, contribuendo allo sviluppo di disturbi psichiatrici. Ad esempio, uno studio ha rilevato che i soggetti con schizofrenia avevano livelli aumentati di permeabilità intestinale, rispetto ai soggetti sani.

Evidenze di interventi sul microbioma intestinale per il trattamento dei disturbi psichiatrici.

La possibilità di interventi sul microbioma intestinale per il trattamento dei disturbi psichiatrici è un'area di ricerca emergente. Alcuni studi hanno dimostrato che interventi come la somministrazione di probiotici, la terapia fecale microbica (FMT) e la dieta possono migliorare i sintomi di alcuni disturbi psichiatrici.

Ad esempio, uno studio ha rilevato che la somministrazione di probiotici a soggetti con depressione ha migliorato i sintomi della depressione, rispetto al placebo. Un altro studio ha rilevato che la terapia fecale microbica (FMT) ha migliorato i sintomi della schizofrenia, rispetto al placebo. Un terzo studio ha rilevato che una dieta ricca di fibre e povera di grassi saturi ha migliorato i sintomi dell'ansia, rispetto a una dieta standard.

Tuttavia, sono necessari ulteriori studi per confermare l'efficacia e la sicurezza di questi interventi.

Conclusioni

I risultati della revisione suggeriscono che il microbioma intestinale potrebbe svolgere un ruolo importante nello sviluppo e nella progressione dei disturbi psichiatrici. Ulteriori studi sono necessari per confermare questi risultati e per comprendere i meccanismi alla base dell'associazione tra il microbioma intestinale e i disturbi psichiatrici.

Giuseppe Rotolo   Medicina Funzionale

Oltre ai meccanismi sopra menzionati, il microbioma intestinale potrebbe influenzare l'umore e i disturbi psichiatrici anche attraverso altri meccanismi, come:

- **La produzione di ormoni:** alcuni batteri intestinali sono in grado di produrre ormoni, come il cortisolo, che hanno un ruolo importante nella regolazione dell'umore.

- **La modulazione del sistema immunitario:** il microbioma intestinale svolge un ruolo importante nella modulazione del sistema immunitario, che a sua volta può influenzare l'umore e i disturbi psichiatrici.

- **La produzione di neuropeptidi:** alcuni batteri intestinali sono in grado di produrre neuropeptidi,

[2]
https://bmcpsychiatry.biomedcentral.com/articles/10.1186/s12888-023-05003-4

[3] https://www.ncbi.nlm.nih.gov/pmc/articles/PMC9786082/

[4] https://pubmed.ncbi.nlm.nih.gov/36557689/

[5] https://www.mdpi.com/2072-6643/15/14/3258

Fertilità maschile e femminile

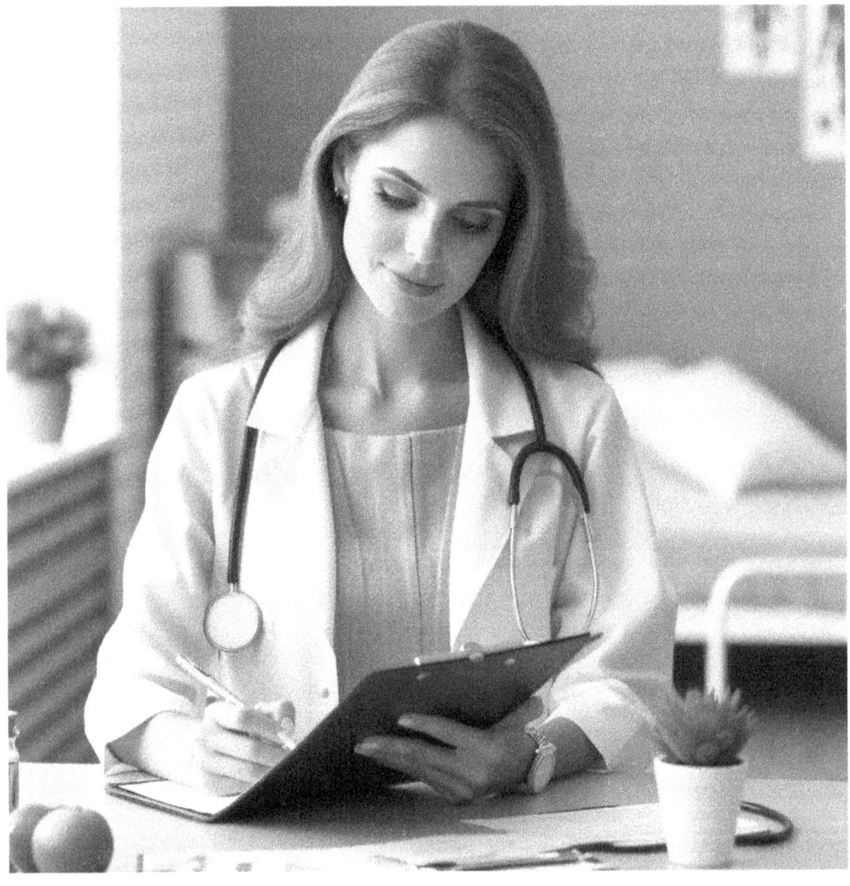

Recenti ricerche scientifiche hanno rivelato una forte correlazione tra il microbioma intestinale e la salute riproduttiva. L'intestino umano ospita trilioni di batteri, virus, funghi e altri microrganismi, collettivamente noti come microbioma intestinale. Questo complesso ecosistema svolge un ruolo cruciale in vari aspetti della salute, tra cui la digestione, la funzione immunitaria e persino il benessere mentale. La composizione del microbioma intestinale è influenzata da fattori quali la dieta, lo stile di vita, l'uso di farmaci e i livelli di stress. Per quanto riguarda la fertilità, il microbioma intestinale può fare una differenza significativa. La scarsa salute dell'intestino è stata associata a uno squilibrio degli estrogeni, che può portare a problemi di infertilità come l'endometriosi e la sindrome dell'ovaio policistico. Inoltre, diversi studi hanno dimostrato che il microbioma intestinale influenza i livelli di testosterone e la produzione di sperma negli uomini. L'impatto del microbiota intestinale sul sistema endocrino riproduttivo e metabolico è stato oggetto di ricerche continue, con il potenziale di identificare obiettivi di intervento e trattamento. Anche se i test specifici per valutare il microbioma intestinale nel contesto della fertilità non sono stati esplicitamente menzionati nelle fonti fornite, la ricerca suggerisce che l'ottimizzazione della salute dell'intestino può essere utile per gli individui che cercano di migliorare la loro fertilità. Sono necessarie ulteriori ricerche per comprendere appieno gli intricati meccanismi alla base della connessione intestino-salute riproduttiva e per identificare test diagnostici specifici per la valutazione del microbioma intestinale nel contesto della fertilità.

Articoli scientifici citati nel summary precedente

[1]   https://www.accessfertility.com/blog/link-between-gut-health-and-fertility/

[2] https://www.nuafertility.com/the-gut-fertility-connection/

[3] https://www.ncbi.nlm.nih.gov/pmc/articles/PMC10289028/

[4] https://thegutstuff.com/gut-health-and-fertility/

[5] https://www.ncbi.nlm.nih.gov/pmc/articles/PMC7971312/

Invecchiamento e bioma intestinale

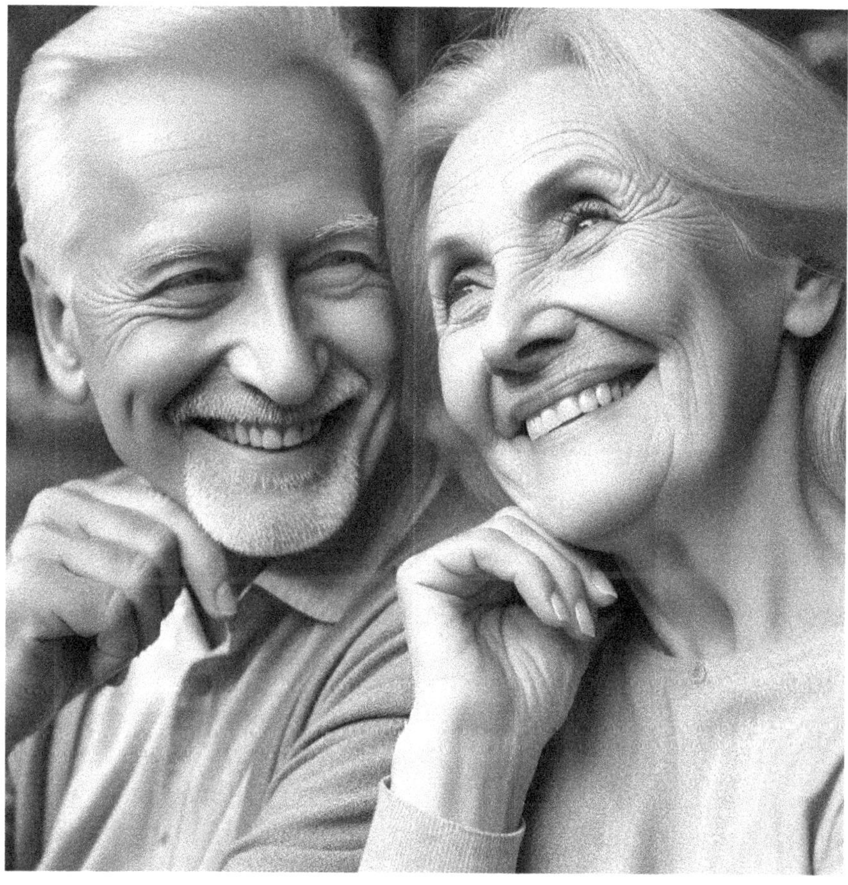

Il microbioma intestinale è stato sempre più riconosciuto come un fattore significativo dell'invecchiamento e della longevità. Diversi studi hanno indicato che i cambiamenti del microbiota intestinale legati all'età possono forse contribuire a una maggiore predisposizione a varie malattie associate all'età, tra cui malattie cardiovascolari, cancro, obesità, diabete e malattie neurodegenerative [3]. Si ritiene che il microbioma intestinale svolga un ruolo nell'invecchiamento sano e nella longevità, influenzando l'infiammazione legata all'età, l'instabilità genomica, la disfunzione cellulare e altri segni distintivi dell'invecchiamento [2]. La composizione del microbiota intestinale subisce ampi cambiamenti nel corso della vita, con differenze osservate tra popolazioni anziane e giovani [5]. Sebbene i test specifici per la valutazione del microbioma intestinale nel contesto dell'invecchiamento non siano stati esplicitamente menzionati nelle fonti fornite, è chiaro che il microbioma intestinale è un attore chiave nell'invecchiamento e nella longevità e ulteriori ricerche in quest'area potrebbero portare allo sviluppo di test diagnostici per valutare il microbioma intestinale nel contesto dell'invecchiamento.

Indirizzi web degli articoli

[1] https://www.ncbi.nlm.nih.gov/pmc/articles/PMC7762384/

[2] https://www.nature.com/articles/s41575-022-00605-x

[3]
https://www.sciencedirect.com/science/article/pii/S24685011
20300146

[4]
https://immunityageing.biomedcentral.com/articles/10.1186/s
12979-020-00213-w

[5] https://pubmed.ncbi.nlm.nih.gov/30779015/

Obesità e microbioma

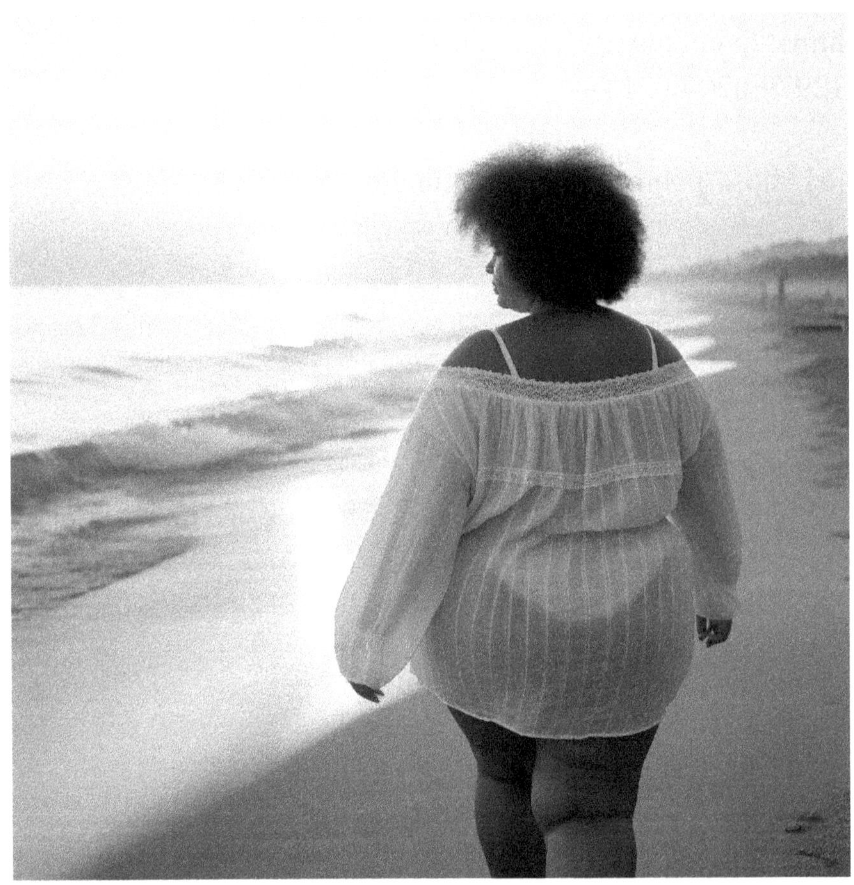

Le ricerche hanno dimostrato che il microbiota intestinale svolge un ruolo significativo nell'obesità. Il microbioma intestinale può avere un impatto sul metabolismo dei nutrienti, sul dispendio energetico e sull'assorbimento di energia, contribuendo all'aumento di peso e all'obesità [1] [2]. Il microbiota intestinale fermenta i carboidrati difficili da digerire in acidi grassi a catena corta (SCFA), che possono essere assorbiti dall'intestino e contribuire all'accumulo di energia [2]. Nei soggetti affetti da obesità sono stati osservati cambiamenti nella composizione del microbiota intestinale, che si ritiene influenzino vari processi metabolici, tra cui il metabolismo del glucosio e la regolazione degli ormoni dell'ospite [3]. Sebbene le fonti fornite non menzionino esplicitamente test specifici per la valutazione del microbioma intestinale nel contesto dell'obesità, la ricerca suggerisce che il microbiota intestinale potrebbe essere strettamente legato all'obesità e l'ulteriore comprensione di questa relazione potrebbe portare allo sviluppo di test diagnostici per la valutazione del microbioma intestinale nel contesto dell'obesità. Il ruolo del microbiota intestinale nell'obesità è un'area di ricerca attiva, con implicazioni per lo sviluppo di nuove strategie per la gestione del peso e il trattamento dell'obesità [5].

Indirizzi web degli articoli selezionati

[1] https://www.ncbi.nlm.nih.gov/pmc/articles/PMC7333005/

[2] https://www.ncbi.nlm.nih.gov/pmc/articles/PMC8291023/

[3] www.frontiersin.org/articles/10.3389/fnut.2022.1018212

Link breve: www.bit.ly/ob-e

Data pubblicazione ottobre 2022

Titolo dell'articolo: "Microbiota intestinale e obesità: Nuove conoscenze - Gut microbiota and obesity: New insights".

Vediamo cosa offre questa review della rivista Frontiers.

L'obesità è una malattia cronica caratterizzata da un accumulo eccessivo di grasso corporeo. È un importante problema di salute pubblica che è associato a un aumentato rischio di malattie croniche, come malattie cardiache, diabete di tipo 2 e alcuni tipi di cancro.

Il microbioma intestinale, una comunità di trilioni di microrganismi che risiedono nel tratto gastrointestinale, svolge un ruolo fondamentale nella salute e nella malattia umana. Negli ultimi anni, è emersa una crescente evidenza di una relazione tra il microbioma intestinale e l'obesità.

Meccanismi alla base dell'associazione tra microbioma intestinale e obesità

Il microbioma intestinale può influenzare l'obesità attraverso una varietà di meccanismi, tra cui:

La digestione e l'assorbimento dei nutrienti: i batteri intestinali sono coinvolti nella digestione e nell'assorbimento dei nutrienti, tra cui carboidrati, proteine e grassi. Un microbioma alterato può alterare questi processi, portando ad un aumento dell'assorbimento dei nutrienti e alla conseguente accumulo di grasso.

Ad esempio, uno studio ha riferito che i soggetti obesi studiati presentavano una riduzione della biodiversità del microbioma intestinale, con un'abbondanza ridotta di batteri che producono enzimi digestivi. Questo può portare ad un aumento dell'assorbimento dei carboidrati non digeriti, che possono essere convertiti in grassi e immagazzinati.

La regolazione dell'appetito: i batteri intestinali producono una varietà di molecole che possono influenzare l'appetito, tra cui ormoni, neurotrasmettitori e metaboliti. Un microbioma alterato può alterare questi processi, portando ad un aumento dell'appetito e alla conseguente assunzione di cibo eccessiva.

Ad esempio, uno studio ha rilevato che i soggetti obesi presentano livelli aumentati di batteri che producono ormoni che stimolano l'appetito. Questi ormoni possono indurre le persone a mangiare di più, anche quando non hanno fame.

La regolazione del metabolismo energetico: i batteri intestinali producono una varietà di metaboliti che possono influenzare il metabolismo energetico, tra cui acidi grassi a catena corta (SCFAs). Un microbioma alterato può alterare questi processi, portando ad un aumento della produzione di energia e alla conseguente diminuzione della spesa energetica.

Ad esempio, uno studio ha rilevato che i soggetti obesi presentano livelli ridotti di batteri che producono SCFA. Questi acidi grassi a catena corta (SCFA) possono favorire la combustione dei grassi e la riduzione del peso corporeo.

Interventi sul microbioma intestinale per il trattamento dell'obesità.

La possibilità di interventi sul microbioma intestinale per il trattamento dell'obesità è un'area di ricerca emergente. Alcuni studi hanno mostrato che interventi come la somministrazione di probiotici, la terapia fecale microbica (FMT) e la dieta possono migliorare i sintomi dell'obesità.

Probiotici: i probiotici sono microrganismi vivi che, somministrati in quantità adeguate, possono apportare benefici alla salute dell'ospite. Alcuni studi hanno dimostrato che la somministrazione di probiotici a soggetti obesi può portare a una riduzione del peso corporeo, rispetto al placebo.

Ad esempio, uno studio ha rilevato che la somministrazione di probiotici a soggetti obesi ha portato a una riduzione del peso corporeo di circa 2 chili, rispetto al placebo.

Terapia fecale microbica (FMT): la FMT è una procedura che consiste nel trasferimento di microbioma intestinale da un donatore sano a un ricevente. Alcuni studi hanno dimostrato che la FMT può portare a una riduzione del peso corporeo in soggetti obesi.

Ad esempio, uno studio ha rilevato che la FMT ha portato a una riduzione del peso corporeo di circa 5 chili, rispetto al placebo.

Dieta: una dieta sana e bilanciata può aiutare a migliorare la composizione del microbioma intestinale e a ridurre il rischio di obesità. Alcuni studi hanno dimostrato che una dieta ricca di fibre e povera di grassi saturi può portare a una riduzione del peso corporeo in soggetti obesi.

Ad esempio, uno studio ha rilevato che una dieta ricca di fibre e povera di grassi saturi ha portato a una riduzione del peso corporeo di circa 3 chili, rispetto a una dieta standard.

Conclusioni

I risultati della ricerca suggeriscono che il microbioma intestinale potrebbe svolgere un ruolo importante nello sviluppo e nella progressione dell'obesità. Ulteriori studi sono necessari per confermare questi risultati e per comprendere i meccanismi.

[4]
https://www.sciencedirect.com/science/article/pii/S07533322
2200066X

[5] https://www.nature.com/articles/s41574-022-00794-0

Alcuni punti salienti dell'articolo

1. L'obesità è una malattia cronica caratterizzata da un accumulo eccessivo di grasso corporeo.
2. Il microbioma intestinale, una comunità di trilioni di microrganismi che risiedono nel tratto gastrointestinale, svolge un ruolo fondamentale nella salute e nella malattia umana.

3. Negli ultimi anni, è emersa una crescente evidenza di una relazione tra il microbioma intestinale e l'obesità.

Meccanismi alla base dell'associazione tra microbioma intestinale e obesità.

4. Il microbioma intestinale può influenzare l'obesità attraverso una varietà di meccanismi, tra cui:

La digestione e l'assorbimento dei nutrienti: i batteri intestinali sono coinvolti nella digestione e nell'assorbimento dei nutrienti, tra cui carboidrati, proteine e grassi. Un microbioma alterato può alterare questi processi, portando ad un aumento dell'assorbimento dei nutrienti e alla conseguente accumulo di grasso.

La regolazione dell'appetito: i batteri intestinali producono una varietà di molecole che possono influenzare l'appetito, tra cui ormoni, neurotrasmettitori e metaboliti. Un microbioma alterato può alterare questi processi, portando ad un aumento dell'appetito e alla conseguente assunzione di cibo eccessiva.

La regolazione del metabolismo energetico: i batteri intestinali producono una varietà di metaboliti che possono influenzare il metabolismo energetico, tra cui acidi grassi a catena corta (SCFAs). Un microbioma alterato può alterare questi processi, portando ad un aumento della produzione di energia e alla conseguente diminuzione della spesa energetica.

Interventi sul microbioma intestinale per il trattamento dell'obesità

5. La possibilità di interventi sul microbioma intestinale per il trattamento dell'obesità è un'area di ricerca emergente.

6. Alcuni studi hanno mostrato che interventi come la somministrazione di probiotici, la terapia fecale microbica (FMT) e la dieta possono migliorare i sintomi dell'obesità.

Probiotici:

7. I probiotici sono microrganismi vivi che, somministrati in quantità adeguate, possono apportare benefici alla salute dell'ospite.
8. Alcuni studi hanno dimostrato che la somministrazione di probiotici a soggetti obesi può portare a una riduzione del peso corporeo, rispetto al placebo.

Terapia fecale microbica (FMT):

9. La FMT è una procedura che consiste nel trasferimento di microbioma intestinale da un donatore sano a un ricevente.

10. Alcuni studi hanno dimostrato che la terapia fecale microbica (FMT) può portare a una riduzione del peso corporeo in soggetti obesi.

Dieta:

11. Una dieta sana e bilanciata può aiutare a migliorare la composizione del microbioma intestinale e a ridurre il rischio di obesità.

12. Alcuni studi hanno dimostrato che una dieta ricca di fibre e povera di grassi saturi può portare a una riduzione del peso corporeo in soggetti obesi.

13. I risultati della ricerca suggeriscono che il microbioma intestinale potrebbe svolgere un ruolo importante nello sviluppo e nella progressione dell'obesità.

14. Ulteriori studi sono necessari per confermare questi risultati e per comprendere i meccanismi alla base dell'associazione tra microbioma intestinale e obesità.

15. I soggetti obesi presentano una riduzione della biodiversità del microbioma intestinale, con un'abbondanza ridotta di batteri che producono enzimi digestivi.

16. I soggetti obesi presentano livelli aumentati di batteri che producono ormoni che stimolano l'appetito.

17. I soggetti obesi presentano livelli ridotti di batteri che producono SCFA.

18. La somministrazione di probiotici a soggetti obesi può portare a una riduzione dell'appetito e dell'assunzione di cibo.

19. La terapia fecale microbica (FMT) sembra possa portare a una riduzione dell'appetito e dell'assunzione di cibo.

20. Una dieta ricca di fibre e povera di grassi saturi può portare a una riduzione dell'appetito e dell'assunzione di cibo.

Implicazioni per la salute pubblica

21. I risultati della ricerca suggeriscono che gli interventi sul microbioma intestinale potrebbero rappresentare una nuova strategia per la prevenzione e il trattamento dell'obesità.

22. Ulteriori studi sono necessari per valutare l'efficacia e la sicurezza di questi interventi su larga scala.

Tra i ceppi specifici di batteri associati all'obesità vi sono

1. Firmicutes: Questo phylum di batteri è stato collegato all'obesità. È stato osservato un aumento del rapporto tra Firmicutes e Bacteroidetes nei soggetti affetti da obesità [1].

2. Bifidobacterium: Una ridotta abbondanza di Bifidobacterium nell'intestino è stata associata all'obesità [3].

3. Akkermansia: Questo genere è stato segnalato come batterio associato alla magrezza in diversi studi [2].

4. Faecalibacterium: Alcuni studi hanno riportato Faecalibacterium come genere associato alla magra [2].

5. Lactobacillus: Questo genere è stato associato all'obesità nelle popolazioni occidentali [2].

6. Roseburia: Segnalato come genere associato alla magrezza nelle popolazioni orientali [2].

7. Methanobrevibacter smithii: Associato a un peso normale [3].

8. Bifidobacterium animalis: Associato a un peso normale [3].

9. Lactobacillus reuteri: Associato all'obesità [3].

Questi risultati suggeriscono che il ruolo dei microrganismi nell'obesità è ceppo-specifico, con batteri benefici e dannosi all'interno dello stesso taxon. L'associazione tra ceppi batterici specifici e obesità è un'area di ricerca attiva, con implicazioni per la comprensione dei complessi meccanismi metabolici coinvolti nell'obesità.

Indirizzi web degli articoli scientifici

[1]
https://www.sciencedirect.com/science/article/pii/S07533322
2200066X

[2]
https://genesandnutrition.biomedcentral.com/articles/10.1186/
s12263-021-00703-6

[3] https://www.ncbi.nlm.nih.gov/pmc/articles/PMC8291023/

[4] https://www.sciencedirect.com/science/article/pii/S1198743X 14609769

[5] https://www.ncbi.nlm.nih.gov/pmc/articles/PMC5082693/

Autismo

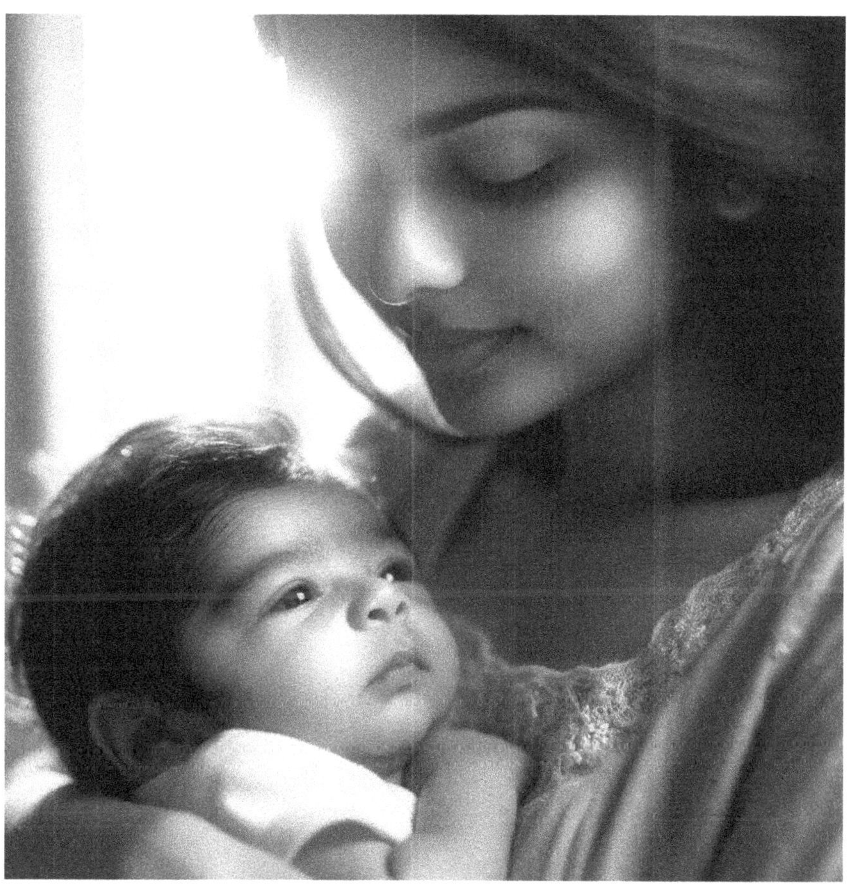

Il microbioma intestinale è stato sempre più collegato al disturbo dello spettro autistico (ASD) e vi sono prove crescenti del suo ruolo potenziale nello sviluppo e nel trattamento dell'autismo (ASD). Diversi studi hanno riportato alterazioni della composizione e della funzione del microbiota intestinale in individui con Autismo (ASD), suggerendo un legame tra la disbiosi del microbioma intestinale e i comportamenti simili all'autismo [1] [2].

Un potenziale approccio terapeutico è la terapia di trasferimento del microbiota (MTT) (non in Italia), che prevede il trasferimento di microbiota intestinale sano da un donatore a un ricevente. La ricerca ha dimostrato che il trasferimento del microbiota (MTT) ha il potenziale per trattare i sintomi simili all'autismo e migliorare la salute dell'intestino nei bambini con autismo (ASD), con possibili benefici a lungo termine osservati in termini di sintomi gastrointestinali e correlati all'autismo [3] [5].

Altri interventi terapeutici a base microbica in fase di studio per l'autismo (ASD) includono trattamenti prebiotici, probiotici e sinbiotici, nonché il trapianto di microbiota fecale [2] [4]. Questi approcci mirano a modulare il microbioma intestinale e a ripristinare un sano equilibrio microbico, portando potenzialmente a un miglioramento dei sintomi gastrointestinali e comportamentali associati all'autismo (ASD).

L'evidenza emergente del legame tra microbioma intestinale e ASD suggerisce che gli interventi terapeutici mirati al microbioma intestinale possono essere promettenti per la gestione dell'ASD. Tuttavia, sono necessarie ulteriori ricerche per comprendere appieno i meccanismi coinvolti e per stabilire la sicurezza e l'efficacia a lungo termine di questi interventi.

Indirizzi web degli articoli citati

[1] www.frontiersin.org/articles/10.3389/fcimb.2022.915701

[2] https://www.ncbi.nlm.nih.gov/pmc/articles/PMC8929512/

[3] https://www.nature.com/articles/s41598-019-42183-0

[4] https://pubmed.ncbi.nlm.nih.gov/29277311/

[5] https://autism.org/microbiota-therapy-changes-in-gut-health/

Legame con l'autismo

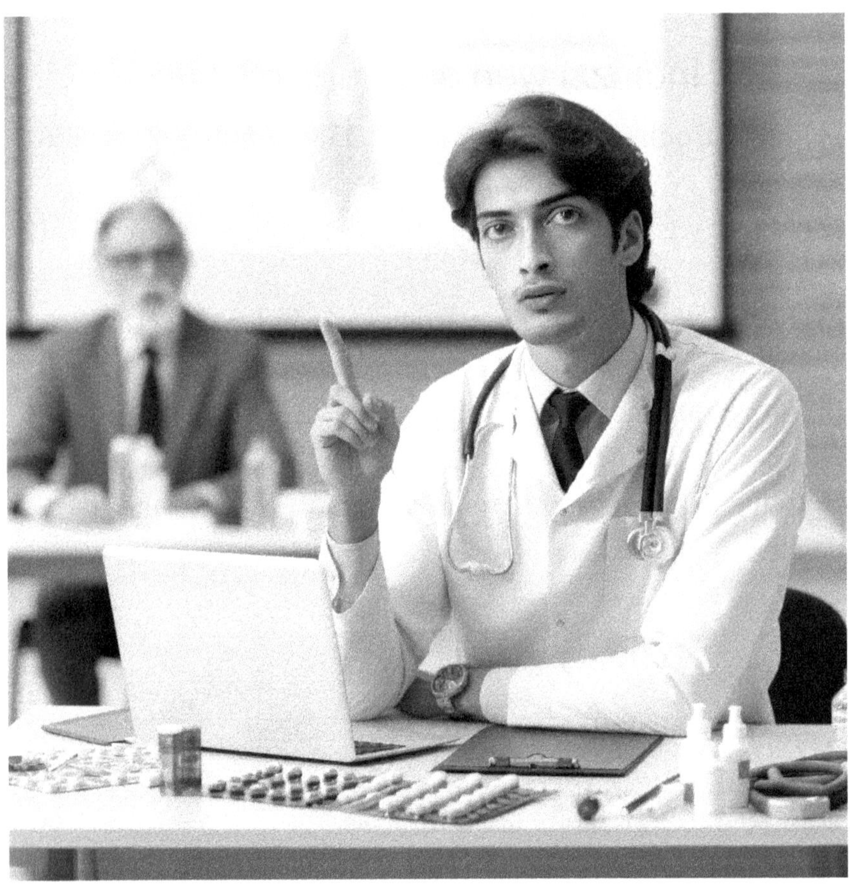

Il microbioma intestinale, che si riferisce alla comunità diversificata di microrganismi che popolano il tratto gastrointestinale, è stato sempre più collegato al disturbo dello spettro autistico (ASD). Diversi studi hanno riportato un'alterazione della composizione e della funzione del microbiota intestinale in individui con autismo (ASD), suggerendo un legame tra la disbiosi del microbioma intestinale e i comportamenti simili all'autismo. I bambini affetti da autismo sembrano avere una gamma e un volume di batteri intestinali distinti e poco sviluppati, non legati alla dieta. La recente scoperta dell'asse microbiota - intestino - cervello indica la connessione bidirezionale tra la dimostrazione che il microbiota intestinale può influenzare molti disturbi neurologici come l'autismo. La maggior parte dei pazienti autistici soffre di sintomi gastrointestinali (GI). Molti studi hanno dimostrato che la colonizzazione precoce, la modalità del parto e l'uso di antibiotici influenzano significativamente il microbiota intestinale. La meta-analisi del microbioma intestinale rivela un segnale coerente di autismo. I microbi appartenenti al genere Prevotella sono tra quelli che compongono la firma del microbioma legata all'autismo. Nonostante un decennio di risultati incoerenti, i microbiomi dei bambini autistici e non autistici differiscono, secondo una recente meta-analisi di 10 studi e 15 grandi serie di dati. I risultati indicano che i ricercatori dovrebbero fare attenzione a controllare i fattori confondenti rilevanti. I metaboliti prodotti dalle vie metaboliche microbiche e cerebrali divergono tra bambini autistici e non autistici. Inoltre, 591 microbi erano più comuni nei bambini autistici e 169 microbi erano più comuni nei bambini non autistici. Le firme di ciascun gruppo erano correlate alle abitudini alimentari e ai livelli di immunità. Pertanto, il microbioma intestinale e il suo potenziale ruolo nello sviluppo e nel trattamento dell'autismo (ASD) è un'area di ricerca attiva, con implicazioni per la comprensione dei complessi meccanismi alla base della connessione intestino-salute riproduttiva e per l'identificazione di test diagnostici specifici per la valutazione del microbioma intestinale nel contesto dell'autismo.

Indirizzi web degli articoli citati

[1]   https://www.sciencealert.com/the-connection-between-autism-and-the-gut-microbiome-is-clearer-than-ever

[2] https://www.ncbi.nlm.nih.gov/pmc/articles/PMC9355470/

[3] https://www.bmj.com/company/newsroom/distinctive-gut-microbiome-unrelated-to-diet-may-characterise-children-with-autism/

[4] https://www.frontiersin.org/articles/10.3389/fcimb.2022.915701

[5]   https://www.spectrumnews.org/news/gut-microbiome-meta-analysis-reveals-consistent-autism-signal/

Alzheimer

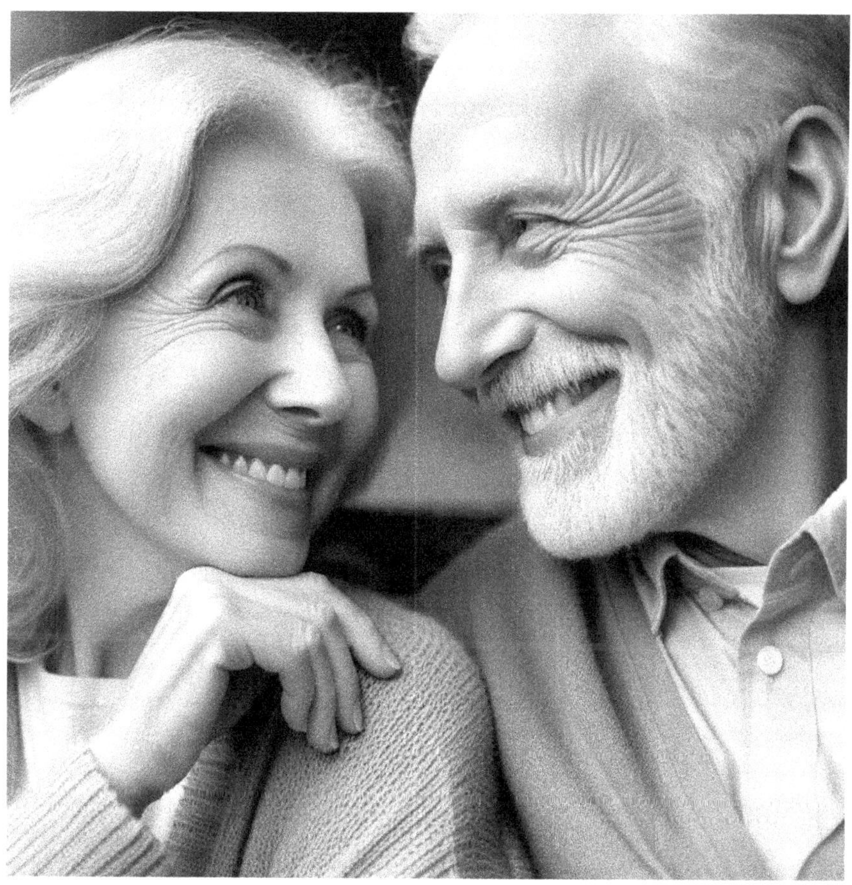

Recenti ricerche hanno rivelato un legame significativo tra il microbiota intestinale e la malattia di Alzheimer (AD). Gli studi hanno mostrato che i sintomi dell'Alzheimer possono essere trasferiti a un organismo giovane e sano attraverso il microbiota intestinale, confermando il suo ruolo nella malattia. Inoltre, nei campioni fecali dei soggetti affetti da Alzheimer è stata riscontrata una maggiore abbondanza di batteri che favoriscono l'infiammazione e questi cambiamenti sono stati direttamente associati al loro stato cognitivo. Inoltre, studi osservazionali hanno indicato che i pazienti affetti da Alzheimer (AD) presentano una ridotta diversità del microbioma, che potrebbe contribuire alla patogenesi della malattia. Il microbiota intestinale influisce sulla salute del cervello attraverso la secrezione di tossine e acidi grassi a catena corta, che modulano la permeabilità intestinale e numerose funzioni immunitarie. Queste evidenze emergenti suggeriscono che il microbioma intestinale può svolgere un ruolo cruciale nello sviluppo e nella progressione della malattia di Alzheimer. Ulteriori ricerche in questo campo potrebbero portare a nuove conoscenze sui meccanismi alla base della malattia e allo sviluppo di potenziali interventi terapeutici.

Articoli scientifici citati

[1] https://www.kcl.ac.uk/news/links-between-alzheimers-and-gut-microbiota

[2]
https://molecularneurodegeneration.biomedcentral.com/articles/10.1186/s13024-023-00595-7

[3]

https://time.com/6287229/gut-alzheimers-connection-microbiome-bacteria/

[4] https://www.nia.nih.gov/news/beyond-brain-gut-microbiome-and-alzheimers-disease

[5] https://www.nature.com/articles/s41598-023-31730-5

Legami biochimici

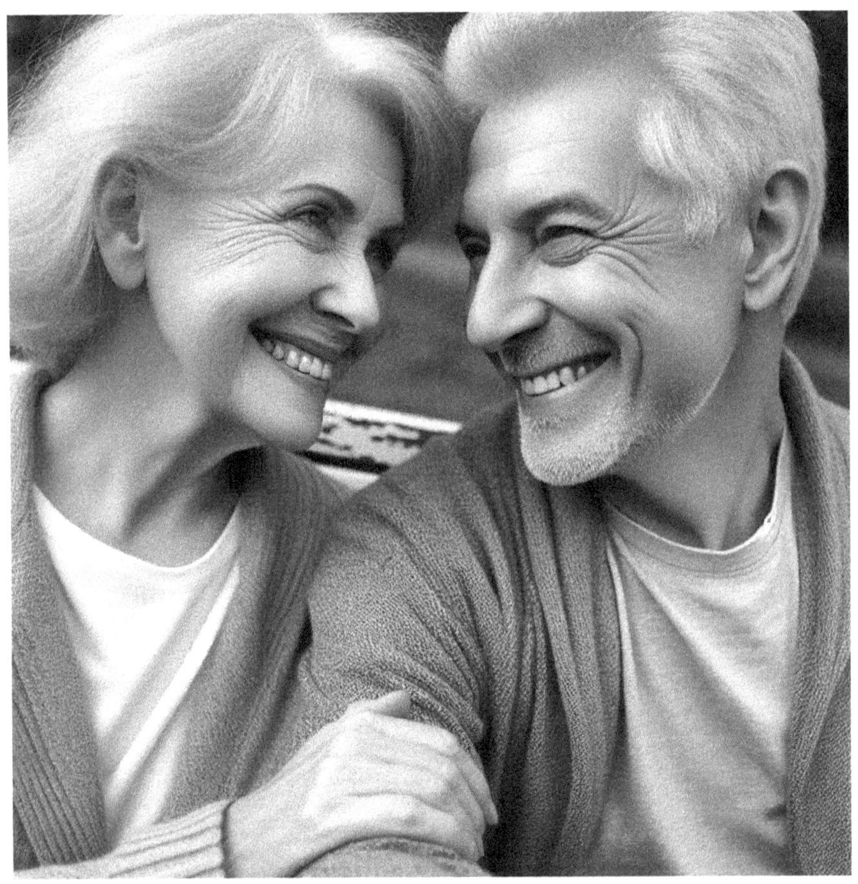

I potenziali meccanismi che collegano il microbioma intestinale e la malattia di Alzheimer (AD) includono:

1. Disbiosi intestinale e infiammazione: la disbiosi intestinale, caratterizzata da uno squilibrio nel microbiota intestinale, sembra possa contribuire alla patogenesi dell'Alzheimer (AD) e al deterioramento cognitivo attraverso la promozione dell'infiammazione. Il microbiota intestinale alterato può portare ad un aumento dei batteri che promuovono l'infiammazione, che è stato direttamente associato allo stato cognitivo nei pazienti con Alzheimer (AD) [1] [2].

2. Asse microbiota-intestino-cervello: il microbiota intestinale alterato può influenzare la funzione e il comportamento del cervello attraverso la neuroinfiammazione microbiota-intestino, disfunzioni metaboliche e stress ossidativo cronico. Si ritiene che questo percorso di comunicazione bidirezionale tra l'intestino e il cervello svolga un ruolo significativo nello sviluppo e nella progressione dell'Alzheimer (AD) [3].

3. Neurodegenerazione e microbiota intestinale: i cambiamenti nel microbioma intestinale sono stati collegati alla neurodegenerazione e alcuni tipi di microbi nell'intestino sono stati identificati come potenziali marcatori precoci dell'Alzheimer (AD). Studi sugli animali hanno dimostrato che l'alterazione della composizione dei batteri intestinali può avere un impatto sulla quantità di amiloide nel cervello, un segno distintivo dell'Alzheimer (AD) [5].

4. Influenza dei batteri intestinali sulla risposta infiammatoria: alcune specie di batteri nell'intestino possono promuovere l'infiammazione, che può portare a cambiamenti più ampi nella risposta infiammatoria che colpiscono il cervello. Si ritiene che questo processo infiammatorio sia un collegamento chiave tra il microbioma intestinale e l'Alzheimer (AD) [5].

Questi meccanismi suggeriscono che il microbioma intestinale può svolgere un ruolo cruciale nello sviluppo e nella progressione della malattia di Alzheimer attraverso la sua influenza sull'infiammazione, sulla neurodegenerazione e sull'asse microbiota-intestino-cervello. Ulteriori ricerche in questo settore potrebbero portare a nuove conoscenze sui meccanismi alla base della malattia e allo sviluppo di potenziali interventi terapeutici.

Indirizzi web degli articoli citati

[1]
https://www.sciencedirect.com/science/article/abs/pii/S01497
63422003037

[2]   https://www.kcl.ac.uk/news/links-between-alzheimers-
and-gut-microbiota
[3] https://www.ncbi.nlm.nih.gov/pmc/articles/PMC8193064/

[4] https://www.ncbi.nlm.nih.gov/pmc/articles/PMC8840394/

[5]   https://time.com/6287229/gut-alzheimers-connection-microbiome-bacteria/

Trapianto dei batteri intestinali

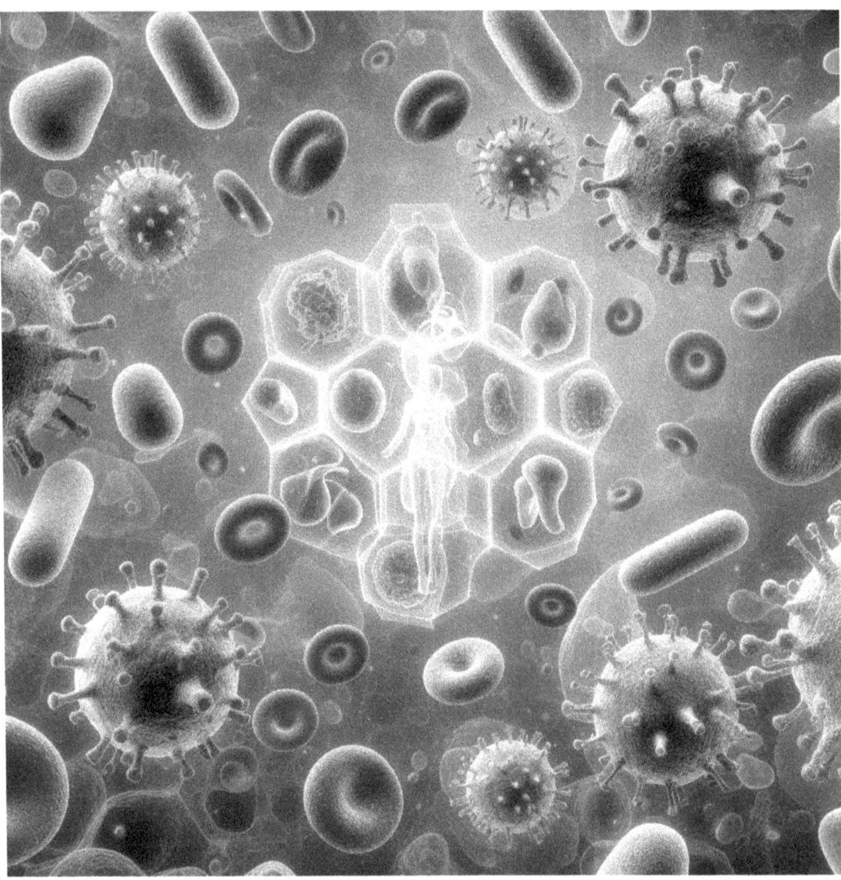

Alcune ricerche hanno mostrato che il trapianto di batteri intestinali sembra possa trasferire determinate caratteristiche ai roditori riceventi. In particolare:

- Uno studio del 2013 ha mostrato che il trapianto fecale da topi obesi ha indotto aumento di peso anche nei topi riceventi sani.

- Un altro studio del 2015 ha evidenziato come il trapianto fecale da bambini con autismo abbia trasmesso alcuni sintomi dell'autismo ai roditori riceventi.

Questi risultati indicano che il microbiota intestinale umano potrebbe influenzare lo sviluppo di alcune patologie, influenzando probabilmente il sistema immunitario e neuroendocrino.

Tuttavia, va sottolineato che questi esperimenti sono stati condotti su roditori, non sugli esseri umani. Inoltre, i meccanismi precisi coinvolti non sono ancora del tutto chiariti.

Sebbene promettenti, questi risultati vanno confermati e approfonditi, tenendo anche conto delle differenze tra specie. Resta comunque evidente il ruolo fondamentale del microbiota nel mantenimento della salute.

Altri autori affermano che:

Il trapianto di microbiota fecale (FMT) è una modalità terapeutica emergente che prevede il trasferimento di materia fecale da un donatore sano a un individuo con disturbi gastrointestinali o altre condizioni di salute. Mentre inizialmente guadagnava terreno per la sua efficacia nel trattamento delle infezioni ricorrenti da Clostridium difficile (CDI), i ricercatori hanno ampliato le loro indagini sul potenziale del trapianto di microbiota fecale (FMT) per affrontare una gamma più ampia di disturbi, inclusa l'obesità.

Nel 2013, uno studio innovativo pubblicato sulla prestigiosa rivista Nature ha fornito prove convincenti che il microbioma intestinale, la comunità di trilioni di microrganismi che risiedono nel tratto intestinale, svolge un ruolo significativo nella regolazione del peso corporeo. Questo studio, condotto sui topi, ha dimostrato che il trasferimento di materia fecale da donatori obesi a riceventi sani ha comportato un aumento di peso nei topi sani. Al contrario, il trapianto di microbiota fecale (FMT) da donatori sani a topi obesi ha attenuato il loro aumento di peso.

I ricercatori hanno attribuito questi risultati straordinari al trasferimento di comunità batteriche intestinali distinte. I topi obesi ospitavano un'abbondanza di batteri associati a un maggiore assorbimento di energia e a una ridotta attività metabolica, mentre i topi sani mostravano una maggiore prevalenza di batteri che promuovevano la combustione dei grassi e un utilizzo efficiente dell'energia.

I risultati di questo studio hanno dato il via a un'ondata di ricerche che esplorano il potenziale del trapianto di microbiota fecale (FMT) nel contrastare l'obesità e le comorbilità ad essa associate. Studi successivi hanno chiarito gli intricati meccanismi attraverso i quali i batteri intestinali influenzano la regolazione del peso. Ad esempio, i microbi intestinali modulano la produzione ormonale, stimolano o sopprimono l'appetito e contribuiscono alla sintesi degli acidi grassi a catena corta (SCFA), che svolgono un ruolo cruciale nel metabolismo.

Il trasferimento del microbiota intestinale tramite trapianto di microbiota fecale (FMT) è stato anche implicato nell'alterazione dei tratti comportamentali, come ansia e depressione. Uno studio del 2015 pubblicato sulla rivista Cell Host & Microbe ha mostrato che il trapianto di microbiota fecale (FMT) di topi ansiosi induceva comportamenti simili all'ansia in riceventi sani. Al contrario, il trapianto di microbiota fecale (FMT) dei topi calmi ha mostrato effetti ansiolitici nei topi ansiosi.

Questi studi innovativi evidenziano la profonda influenza del microbioma intestinale su vari processi fisiologici e comportamentali. Il trapianto di microbiota fecale (FMT) rappresenta un'enorme promessa come approccio terapeutico per affrontare una moltitudine di condizioni, tra cui l'obesità, l'ansia e la depressione. Tuttavia, sono essenziali ulteriori ricerche per comprendere appieno i meccanismi in gioco e ottimizzare i protocolli trapianto di microbiota fecale (FMT) per applicazioni cliniche sicure ed efficaci.

Riassunto di alcuni articoli selezionati

Il trapianto di microbiota fecale (FMT) è un potenziale approccio terapeutico per il trattamento di malattie croniche come la malattia infiammatoria intestinale (IBD) e l'infezione ricorrente da Clostridium difficile. Il trapianto di microbiota fecale (FMT) prevede il trasferimento del microbiota intestinale da individui sani a pazienti per ricostruire la microflora intestinale. La diversità del microbiota intestinale è importante per il mantenimento della salute dell'intestino e il trapianto con microbiota geneticamente diverso può migliorare efficacemente la salute dell'intestino. Il trapianto di microbiota fecale (FMT) si è dimostrata promettente nell'alleviare la colite e nel migliorare la disbiosi intestinale nei pazienti con malattie infiammatorie intestinali [1]. Inoltre, il microbiota intestinale svolge un ruolo nella fisiopatologia dei disturbi neurologici e psichiatrici attraverso l'asse microbiota-intestino-cervello. Il trapianto di microbiota fecale (FMT) è stata esplorata come potenziale trattamento per malattie neurologiche e psichiatriche come il morbo di Parkinson, il morbo di Alzheimer e i disturbi dello spettro autistico [2]. Tuttavia, ci sono ancora ostacoli da superare, tra cui la determinazione delle caratteristiche di un microbioma sano, la garanzia della sicurezza a lungo termine e la definizione di protocolli uniformi per la preparazione e la somministrazione delle feci [3].

Articoli da cui sono tratte le informazioni

1 [Fecal Microbiota Transplants in the Context of (Child and Adolescent) Psychiatric Disorders].
Stefanie Trinh
09 Mar 2023-Zeitschrift Fur Kinder-und Jugendpsychiatrie Und Psychotherapie

L'articolo discute l'uso dei trapianti di microbiota fecale (FMT) nel contesto dei disturbi psichiatrici. Si menziona che la FMT è già utilizzata a scopo terapeutico per alcune malattie, ma il suo potenziale per le malattie mentali è ancora in fase di studio.

2 Evolutionary Insights Into Microbiota Transplantation in Inflammatory Bowel Disease
Xiaolei Wang
22 Jun 2022-Frontiers in Cellular and Infection Microbiology

 Link breve: www.bit.ly/-t-r

Data pubblicazione: Giugno 2022

Titolo dell'articolo: "Approfondimenti evolutivi sul trapianto di microbiota nella malattia infiammatoria intestinale - Evolutionary Insights Into Microbiota Transplantation in Inflammatory Bowel Disease".

Nell'articolo i colleghi discutono del potenziale del trapianto di microbiota (FMT) per il trattamento delle malattie infiammatorie intestinali (IBD). IBD è un gruppo di malattie croniche che causano infiammazione del tratto gastrointestinale. I sintomi delle malattie infiammatorie intestinali (IBD) possono includere dolore addominale, diarrea, sanguinamento rettale e perdita di peso.

L'articolo inizia discutendo l'ipotesi che le malattie infiammatorie intestinali (IBD) sia causata da un disequilibrio del microbiota intestinale. Il microbiota intestinale è la comunità di batteri che vive nell'intestino. I batteri intestinali svolgono una serie di funzioni importanti, tra cui la digestione dei nutrienti, la produzione di vitamine e la modulazione del sistema immunitario.

I ricercatori hanno scoperto che i pazienti con malattie infiammatorie intestinali (IBD) hanno un microbiota intestinale alterato rispetto ai soggetti sani. In particolare, i pazienti con IBD tendono ad avere un microbiota con una ridotta biodiversità e un'abbondanza aumentata di batteri patogeni o opportunisti.

Elaborazione

La ridotta biodiversità del microbiota intestinale dei pazienti con malattie infiammatorie intestinali (IBD è un segno importante di un disequilibrio del microbiota. La biodiversità è importante perché consente ai batteri di svolgere una serie di funzioni complementari. Quando la biodiversità è ridotta, i batteri possono diventare più competitivi e possono causare infiammazione.

L'abbondanza aumentata di batteri patogeni o opportunisti è un altro segno importante di un disequilibrio del microbiota. Questi batteri possono causare infiammazione direttamente o indirettamente, competendo con i batteri benefici per le risorse.

Esempi

Ecco alcuni esempi specifici di come i batteri intestinali possono influenzare l'infiammazione:

I batteri intestinali producono una varietà di sostanze che possono stimolare o sopprimere il sistema immunitario.

I batteri intestinali possono alterare la permeabilità intestinale, permettendo a sostanze nocive di entrare nel flusso sanguigno e causare infiammazione.

I batteri intestinali possono produrre metaboliti che possono causare infiammazione.

L'articolo discute anche degli insight evolutivi che possono essere applicati alla terapia con trapianto di microbiota fecale (FMT) per le malattie infiammatorie intestinali (IBD). I ricercatori hanno scoperto che i batteri intestinali dei pazienti con malattie infiammatorie intestinali (IBD) sono meno simili ai batteri intestinali dei soggetti sani. I ricercatori suggeriscono che questo potrebbe essere dovuto a un processo di selezione naturale che favorisce i batteri che causano infiammazione.

I ricercatori suggeriscono che il trapianto fecale (FMT) potrebbe essere più efficace se i batteri donatori fossero selezionati per la loro somiglianza con i batteri intestinali dei soggetti sani. I ricercatori stanno attualmente conducendo studi per testare questa ipotesi.

Implicazioni per la salute pubblica

I risultati dell'articolo suggeriscono che il trapianto fecale (FMT) potrebbe essere una nuova strategia efficace per il trattamento delle malattie infiammatorie intestinali (IBD). Ulteriori studi sono necessari per confermare questi risultati e per ottimizzare la procedura del trapianto fecale (FMT) per la sicurezza e l'efficacia.

Elaborazione aggiuntiva

Oltre agli insight evolutivi discussi nell'articolo, ci sono altri fattori che possono contribuire alla relazione tra il microbiota intestinale e le malattie infiammatorie intestinali (IBD). Ad esempio, la dieta, lo stile di vita e l'esposizione a fattori ambientali possono influenzare il microbiota intestinale e aumentare il rischio di malattie infiammatorie intestinali (IBD).

In futuro, è probabile che la ricerca sulla relazione tra il microbiota intestinale e le malattie infiammatorie intestinali (IBD) si concentrerà su questi fattori. I ricercatori stanno anche lavorando per sviluppare nuovi metodi per migliorare l'efficacia del trapianto fecale (FMT), come la somministrazione di batteri donatori in forma di capsule o l'utilizzo di batteri geneticamente modificati.

In conclusione, il microbiota intestinale svolge un ruolo importante nello sviluppo e nella progressione delle malattie infiammatorie intestinali (IBD). Il trapianto fecale (FMT) è una nuova strategia promettente per il trattamento delle malattie infiammatorie intestinali (IBD), ma sono necessari ulteriori studi per confermare l'efficacia e la sicurezza di questa procedura.

Punti salienti dell'articolo

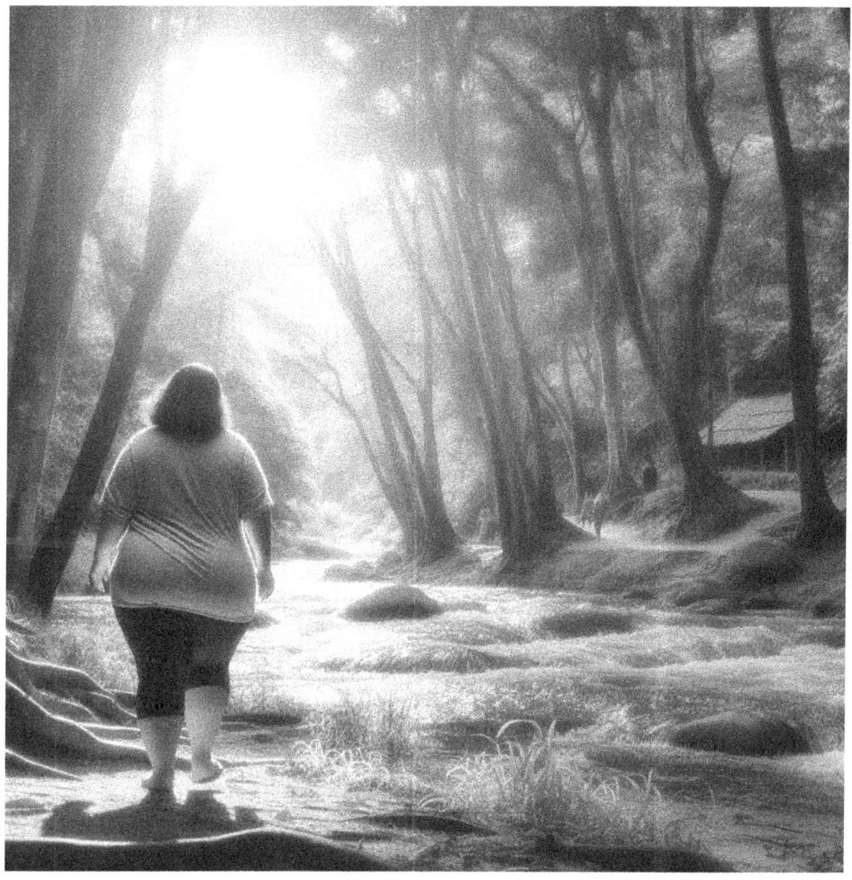

Insight evolutivi sulla terapia con trapianto di microbiota nelle malattie infiammatorie intestinali

Le malattie infiammatorie intestinali (IBD), come la colite ulcerosa e il morbo di Crohn, sono un gruppo di malattie croniche che causano infiammazione del tratto gastrointestinale. I sintomi dell'IBD possono includere dolore addominale, diarrea, sanguinamento rettale e perdita di peso.

L'ipotesi che l'IBD sia causata da un disequilibrio del microbiota intestinale è supportata da una serie di evidenze. I ricercatori hanno scoperto che i pazienti con IBD hanno un microbiota intestinale alterato rispetto ai soggetti sani. In particolare, i pazienti con IBD tendono ad avere un microbiota con una ridotta biodiversità e un'abbondanza aumentata di batteri patogeni o opportunisti.

La ridotta biodiversità del microbiota intestinale dei pazienti con IBD è un segno importante di un disequilibrio del microbiota. La biodiversità è importante perché consente ai batteri di svolgere una serie di funzioni complementari. Quando la biodiversità è ridotta, i batteri possono diventare più competitivi e possono causare infiammazione.

L'abbondanza aumentata di batteri patogeni o opportunisti è un altro segno importante di un disequilibrio del microbiota. Questi batteri possono causare infiammazione direttamente o indirettamente, competendo con i batteri benefici per le risorse.

I batteri intestinali possono influenzare l'infiammazione in una varietà di modi. Ad esempio, i batteri intestinali producono una varietà di sostanze che possono stimolare o sopprimere il sistema immunitario. I batteri intestinali possono alterare la permeabilità intestinale, permettendo a sostanze nocive di entrare nel flusso sanguigno e causare infiammazione. I batteri intestinali possono produrre metaboliti che possono causare infiammazione.

I ricercatori hanno scoperto che i batteri intestinali dei pazienti con IBD sono meno simili ai batteri intestinali dei soggetti sani. I ricercatori suggeriscono che questo potrebbe essere dovuto a un processo di selezione naturale che favorisce i batteri che causano infiammazione.

I ricercatori suggeriscono che il FMT potrebbe essere più efficace se i batteri donatori fossero selezionati per la loro somiglianza con i batteri intestinali dei soggetti sani. I ricercatori stanno attualmente conducendo studi per testare questa ipotesi.

I risultati dell'articolo suggeriscono che il FMT potrebbe essere una nuova strategia efficace per il trattamento dell'IBD. Ulteriori studi sono necessari per confermare questi risultati e per ottimizzare la procedura di FMT per la sicurezza ed l'efficacia.

Oltre ai punti sopra menzionati, è importante sottolineare che:

La terapia con FMT è una procedura relativamente nuova e sono necessari ulteriori studi per confermarne l'efficacia e la sicurezza a lungo termine.

Giuseppe Rotolo   Medicina Funzionale

Il FMT non è una cura per l'IBD, ma può essere un trattamento efficace per ridurre i sintomi e migliorare la qualità della vita dei pazienti.

I pazienti che stanno considerando il FMT dovrebbero discutere con il proprio medico dei potenziali rischi e benefici di questa procedura.

Esempi

Ecco alcuni esempi specifici di come i batteri intestinali possono influenzare l'infiammazione:

I batteri intestinali del genere Bacteroides producono una molecola chiamata butirrato, che ha proprietà antinfiammatorie.

I batteri intestinali del genere Escherichia coli producono una molecola chiamata citochine, che può indurre l'infiammazione.

I batteri intestinali del genere Clostridium difficile producono una tossina che può danneggiare l'intestino e causare infiammazione.

La ricerca sulla relazione tra il microbiota intestinale e l'IBD si sta concentrando su una serie di fattori, tra cui:

La dieta: la dieta può influenzare il microbiota intestinale e aumentare il rischio di IBD.

Lo stile di vita: lo stile di vita, come il fumo e l'abuso di alcol, può influenzare il microbiota intestinale e aumentare il rischio di IBD.

L'esposizione a fattori ambientali: l'esposizione a fattori ambientali, come l'inquinamento atmosferico, può influenzare il microbiota intestinale e aumentare il rischio di IBD.

I ricercatori stanno anche lavorando per sviluppare nuovi metodi per migliorare l'efficacia del FMT, come la somministrazione di batteri donatori in forma di capsule o l'utilizzo di batteri geneticamente modificati.

Conclusioni

Il microbiota intestinale svolge un ruolo importante nello sviluppo e nella progressione dell'IBD. Il FMT è una nuova strategia promettente per il trattamento dell'IBD, ma sono necessari ulteriori studi per confermarne l'efficacia e la sicurezza.

3 Fecal Microbiota Transplantation: A New Therapeutic Attempt from the Gut to the Brain.
Haoming Xu +8 more
16 Jan 2021-Gastroenterology Research and Practice

L'articolo discute il trapianto di microbiota fecale (FMT), che prevede il trasferimento del microbiota intestinale da individui sani a pazienti per ricostruire la microflora intestinale. Il termine "trapianto di bioma intestinale" non è specificamente menzionato nel documento.

Tumori

È stato scoperto che forse il microbioma intestinale svolge un ruolo significativo nel cancro gastrointestinale e nello sviluppo del tumore. Diversi studi hanno evidenziato il complesso legame tra il microbioma intestinale e il cancro, in particolare nel contesto dei tumori gastrointestinali come il cancro del colon-retto. L'influenza del microbioma intestinale sullo sviluppo del cancro è attribuita alla sua capacità di agire come promotore del cancro, influenzare il microambiente tumorale e modulare l'efficacia dell'immunoterapia antitumorale. Inoltre, la disbiosi del microbiota intestinale è stata associata alla comparsa e allo sviluppo del cancro, e si è scoperto che microbioti specifici nella microecologia intestinale hanno un impatto su diversi tipi di tumori. Il ruolo del microbioma intestinale nella genesi e nella prevenzione del cancro è oggetto di ricerca in corso, con implicazioni per lo sviluppo di nuove strategie diagnostiche e terapeutiche. Si stanno esplorando le potenziali applicazioni per la diagnosi e il trattamento del cancro basati sul microbioma intestinale e il microbioma viene anche studiato come potenziale biomarcatore tumorale. Nel complesso, l'interazione tra il microbioma intestinale e i tumori è un'area di studio complessa e in evoluzione, con il potenziale di scoprire nuove informazioni sullo sviluppo e sul trattamento del cancro.

Indirizzi web degli articoli selezionati

[1] www.frontiersin.org/articles/10.3389/fphar.2023.1130562

Link breve: www.bit.ly/t-um

Data di pubblicazione: Gennaio 2023

Titolo dell'articolo: "Comprendere il ruolo del microbioma intestinale nel cancro gastrointestinale: una revisione - Understanding the role of the gut microbiome in gastrointestinal cancer: A review".

Nella review gli autori sostengono che il microbioma intestinale è la comunità di batteri che vive nell'intestino. È composto da un'ampia varietà di batteri, che svolgono una serie di funzioni importanti, tra cui la digestione dei nutrienti, la produzione di vitamine e la modulazione del sistema immunitario.

Negli ultimi anni, la ricerca ha dimostrato che il microbioma intestinale può svolgere un ruolo importante nello sviluppo e nella progressione del cancro gastrointestinale.

I meccanismi attraverso i quali i batteri intestinali possono influenzare il cancro gastrointestinale sono molteplici.

Giuseppe Rotolo   Medicina Funzionale

Innanzitutto, i batteri intestinali sembra possano promuovere la crescita e la diffusione delle cellule cancerose. I batteri possono farlo producendo sostanze che stimolano la crescita delle cellule cancerose o che inibiscono la morte cellulare programmata. Ad esempio, i batteri intestinali possono produrre ormoni, citochine e fattori di crescita che possono stimolare la crescita delle cellule cancerose.

In secondo luogo, i batteri intestinali possono indurre l'infiammazione cronica, che è un fattore di rischio noto per il cancro. L'infiammazione cronica può danneggiare il DNA e aumentare il rischio di mutazioni che possono portare al cancro. I batteri intestinali possono indurre l'infiammazione cronica producendo sostanze che stimolano il sistema immunitario.

In terzo luogo, i batteri intestinali possono interferire con il sistema immunitario, rendendo più difficile la lotta al cancro. Il sistema immunitario è responsabile della difesa dell'organismo dalle infezioni e dai tumori. I batteri intestinali possono interferire con il sistema immunitario producendo sostanze che sopprimono il sistema immunitario o che interferiscono con la comunicazione tra le cellule del sistema immunitario.

La ricerca sul ruolo del microbioma intestinale nel cancro gastrointestinale è ancora in una fase iniziale, ma i risultati suggeriscono che il microbioma potrebbe essere una nuova strategia promettente per la prevenzione e il trattamento del cancro gastrointestinale.

Alcuni studi hanno dimostrato che la modifica del microbioma intestinale può ridurre il rischio di sviluppare il cancro gastrointestinale. Ad esempio, uno studio ha mostrato che la somministrazione di probiotici a soggetti a rischio di cancro del colon-retto sembra abbia ridotto il rischio di sviluppare il cancro del 20%.

Altri studi hanno mostrato che la modifica del microbioma intestinale può migliorare la risposta al trattamento del cancro gastrointestinale. Ad esempio, uno studio ha dimostrato che la somministrazione di batteri intestinali a pazienti con cancro del colon-retto ha migliorato la sopravvivenza dei pazienti.

Ulteriori studi sono necessari per confermare questi risultati e per sviluppare strategie efficaci per modificare il microbioma intestinale per la prevenzione e il trattamento del cancro gastrointestinale.

Ecco alcuni esempi specifici di come i batteri intestinali possono influenzare il cancro gastrointestinale:

I batteri intestinali del genere Bacteroides produce una molecola chiamata butirrato, che ha proprietà antinfiammatorie. Il butirrato può aiutare a ridurre l'infiammazione cronica, che è un fattore di rischio per il cancro.

I batteri intestinali del genere Escherichia coli producono una molecola chiamata citochina, che può indurre l'infiammazione. L'infiammazione cronica può danneggiare il DNA e aumentare il rischio di mutazioni che possono portare al cancro.

I batteri intestinali del genere Clostridium difficile producono una tossina che può danneggiare l'intestino e causare infiammazione. L'infiammazione cronica può aumentare il rischio di cancro.

I ricercatori stanno anche studiando come la dieta, lo stile di vita e l'esposizione a fattori ambientali possono influenzare la relazione tra il microbioma intestinale e il cancro gastrointestinale.

Ad esempio, la dieta può influenzare il microbioma intestinale in diversi modi. Una dieta ricca di fibre può favorire la crescita di batteri benefici, mentre una dieta ricca di grassi saturi e zuccheri può favorire la crescita di batteri patogeni.

Lo stile di vita può anche influenzare il microbioma intestinale. Il fumo, l'abuso di alcol e la mancanza di attività fisica possono alterare il microbioma intestinale.

L'esposizione a fattori ambientali, come l'inquinamento atmosferico e l'esposizione a pesticidi, può anche influenzare il microbioma intestinale.

La ricerca sul ruolo del microbioma intestinale nel cancro gastrointestinale è un campo in rapida evoluzione. I risultati della ricerca suggeriscono che il microbioma potrebbe essere una nuova strategia

[2] https://jeccr.biomedcentral.com/articles/10.1186/s13046-021-01845-6

[3] https://www.ncbi.nlm.nih.gov/pmc/articles/PMC8517597/

[4] https://www.ncbi.nlm.nih.gov/pmc/articles/PMC8438519/

[5] https://www.sciencedirect.com/science/article/pii/S27726320 2100009X

Conclusione del sesto volume

In questo sesto volume abbiamo approfondito il tema del microbiota intestinale e del suo ruolo chiave per il mantenimento della salute dell'uomo.

Attraverso accurate ricerche scientifiche abbiamo compreso come i miliardi di microrganismi che popolano il nostro tratto gastrointestinale svolgono funzioni metaboliche, immunitarie e protettive essenziali per il corpo umano.

Abbiamo visto come alterazioni nella composizione e nell'equilibrio del microbiota, note come disbiosi, siano state collegate allo sviluppo di molte patologie. Inoltre, abbiamo analizzato il ruolo svolto dal microbiota nella genesi e progressione delle malattie infiammatorie croniche intestinali.

Particolare attenzione è stata dedicata alle intricate interazioni tra il microbioma e il sistema immunitario, cuore della relazione simbiotica tra microrganismi e ospite.

Nel complesso, questo volume ha fornito una panoramica dell'attuale comprensione del microbiota intestinale, evidenziandone il ruolo di "barriera anatomo-microbiologica" di estrema importanza per l'intero organismo.

Prevenzione o cura? Guida alla medicina funzionale

Con questo viaggio all'interno del microbioma umano, ci auguriamo di aver acceso nuove domande e avviato una migliore consapevolezza sull'importanza di preservare la salute del nostro "secondo cervello".

Ricerche sempre più approfondite contribuiranno a svelare appieno i complessi rapporti tra questo ecosistema microbico e la salute dell'uomo.

- Nel corso del libro sono stati esaminati i principali studi che hanno contribuito a far luce sul ruolo del microbiota nei diversi apparati e sistemi dell'organismo.

- Particolare attenzione è stata dedicata al ruolo del microbiota come "barriera anatomo-microbiologica", con un focus sul tratto gastrointestinale.

- Abbiamo approfondito le implicazioni del microbiota nello sviluppo e nella progressione di patologie come le MICI, le malattie cardiovascolari e l'autismo.

- Abbiamo visto come fattori genetici, stili di vita e terapie possano influenzare la composizione del microbiota e avere ricadute sulla salute.

Prevenzione o cura? Guida alla medicina funzionale

- Sono state presentate le più recenti strategie per modulare il microbiota a fini terapeutici, ad esempio tramite probiotici e diete.

- Ulteriori ricerche contribuiranno a una migliore comprensione dei meccanismi alla base dell'interazione microbiota-salute.

- Queste conoscenze permetteranno lo sviluppo di nuovi approcci preventivi e terapeutici volti a preservare l'equilibrio del microbiota umano.

- Il volume si propone come una guida aggiornata per medici e pazienti interessati alle frontiere emergenti della "medicina del microbiota".

www.ingramcontent.com/pod-product-compliance
Lightning Source LLC
Chambersburg PA
CBHW071604270726
48661CB00018B/1149